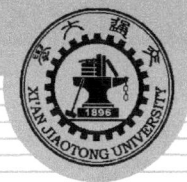

西安交通大学 本科"十二五"规划教材
"985"工程三期重点建设实验系列教材

U0719625

医学免疫学与病原生物学
实验教程

主编　刘如意　徐纪茹

编者　（按姓氏拼音排序）

陈艳炯　程彦斌　杜艺华　雷艳君

刘如意　任会勋　史　霖　司开卫

王军阳　谢　明　徐纪茹　寻　萌

杨　娥　张　旭　周晓勃

西安交通大学出版社
XI'AN JIAOTONG UNIVERSITY PRESS

图书在版编目(CIP)数据

医学免疫学与病原生物学实验教程/刘如意,徐纪茹主编. —西安:西安交通大学出版社,2013.9(2023.2 重印)

ISBN 978 - 7 - 5605 - 5489 - 1

Ⅰ.①医… Ⅱ.①刘… ②徐… Ⅲ.①医药学-免疫学-实验-医学院校-教材 ②病原微生的-实验-医学院校-教材 Ⅳ.①R392 - 33②R37 - 33

中国版本图书馆 CIP 数据核字(2013)第 182512 号

书　　名	医学免疫学与病原生物学实验教程
主　　编	刘如意　徐纪茹
责任编辑	吴　杰

出版发行 西安交通大学出版社

　　　　　(西安市兴庆南路 1 号　邮政编码 710048)

网　　址	http://www.xjtupress.com
电　　话	(029)82668357　82667874(市场营销中心)
	(029)82668315(总编办)
传　　真	(029)82668280
印　　刷	西安日报社印务中心

开　　本	727mm×960mm　1/16　**印张** 11.5　**字数** 193 千字
版次印次	2013 年 9 月第 1 版　　2023 年 2 月第 6 次印刷
书　　号	ISBN 978 - 7 - 5605 - 5489 - 1
定　　价	26.00 元

订购热线:(029)82665248　(029)82667874
投稿热线:(029)82668803

编审委员会

主　任　冯博琴

委　员　（按姓氏笔画排序）

邓建国　何茂刚　张建保　陈雪峰

罗先觉　郑智平　徐忠锋　黄　辰

Proface 序

教育部《关于全面提高高等教育质量的若干意见》（教高〔2012〕4 号）第八条"强化实践育人环节"指出，要制定加强高校实践育人工作的办法。《意见》要求高校分类制订实践教学标准；增加实践教学比重，确保各类专业实践教学必要的学分（学时）；组织编写一批优秀实验教材；重点建设一批国家级实验教学示范中心、国家大学生校外实践教育基地……。这一被我们习惯称之为"质量 30 条"的文件，"实践育人"被专门列了一条，意义深远。

目前，我国正处在努力建设人才资源强国的关键时期，高等学校更需具备战略性眼光，从造就强国之才的长远观点出发，重新审视实验教学的定位。事实上，经精心设计的实验教学更适合承担起培养多学科综合素质人才的重任，为培养复合型创新人才服务。

早在 1995 年，西安交通大学就率先提出创建基础教学实验中心的构想，通过实验中心的建立和完善，将基本知识、基本技能、实验能力训练融为一炉，实现教师资源、设备资源和管理人员一体化管理，突破以课程或专业设置实验室的传统管理模式，向根据学科群组建基础实验和跨学科专业基础实验大平台的模式转变。以此为起点，学校以高素质创新人才培养为核心，相继建成 8 个国家级、6 个省级实验教学示范中心和 16 个校级实验教学中心，形成了重点学科有布局的国家、省、校三级实验教学中心体系。2012 年 7 月，学校从"985 工程"三期重点建设经费中专门划拨经费资助立项系列实验教材，并纳入到"西安交通大学本科'十二五'规划教材"系列，反映了学校对实验教学的重视。从教材的立项到建设，教师们热情相当高，经过近一年的努力，这批教材已见端倪。

我很高兴地看到这次立项教材有几个优点：一是覆盖面较宽，能确实解决实验教学中的一些问题，系列实验教材涉及全校 12 个学院和一批重要的课程；二是质量有保证，90% 的教材都是在多年使用的讲义的基础上编写而成的，教材的作者大多是具有丰富教学经验的一线教师，新教材贴近教学实际；三是按西安交大《2010 版本科培养方案》编写，紧密结合学校当前教学方案，符合西安交大人才培养规格和学科特色。

　　最后，我要向这些作者表示感谢，对他们的奉献表示敬意，并期望这些书能受到学生欢迎，同时希望作者不断改版，形成精品，为中国的高等教育做出贡献。

西安交通大学教授
国家级教学名师

2013 年 6 月 1 日

Foreword 前言

医学免疫学与病原生物学作为重要的基础医学课程，是生命科学中迅猛发展的前沿学科。其实验教学的目的主要是验证理论知识，加深对理论知识的理解，更重要的是培养学生动手能力，提高学生的基本科学素质。通过实验教学，使学生运用免疫学与病原生物学知识和技术对传染病及临床感染的病原体进行研究，解决临床疾病诊断和防治等实际问题，并不断深入研究。

有鉴于此，西安交通大学医学部有关专家两年前就邀请同道及临床专家商讨编写《医学免疫学与病原生物学实验教程》事宜，初稿已自编成册在本校及兄弟院校交流使用。在此基础上，我们删除了一些陈旧的、重复性的实验内容，新增了一些与现代分子医学相关的新技术，在篇章结构上进行了优化和调整，力求实验内容的系统和完整。全书共设三篇二十一章，并设附录介绍常用试剂配制、介绍基本实验技能等。各篇既有侧重，又有整合的复合型试验，力求简明实用，使其适合医学各专业实验教学之需，同时也能为医学研究者提供部分基本的科研方法。

本教材被列为西安交通大学"十二五"规划教材项目，得到了教务处的大力支持，袁育康教授、范桂香教授为本教材的出版提供了宝贵的第一手资料，在此一并表示感谢。

由于编写时间仓促，水平有限，书中难免会有错误和不妥之处，恳请师生们批评指正。

作 者

2013 年 7 月 22 日

Contents 目录

第二篇 人体寄生虫学

第三篇 医学免疫学

附　录

实验目的与要求

医学免疫学与病原生物学实验课是医学专业课程的重要组成部分，指导学生上好实验课是教学过程中的重要环节。

一、实验目的

学习实验课的目的是：

1. 使学生加深理解并巩固理论知识，学习和掌握有关的实验操作技术，为以后的医学专业课学习打好基础。

2. 在实验中，培养学生观察、思考和分析问题的能力，主动参与实验的动手能力及独立工作的能力。训练学生严格的科学作风、严肃的科学态度和严密的工作方法。

3. 培养学生在集体工作环境中互帮互让，团结协作，共同完成好实验的精神品德。

二、实验要求

为了达到上述目的，提高实验课的教学效果，特提出以下要求：

1. 实验课前做好预习，明确本次实验课的内容及其原理、方法及注意事项。

2. 实验过程中要仔细认真，注意分工与协作，培养团队精神，提倡同学之间互帮互学。操作实验要按操作步骤进行，学会正确的操作手法、准确记录实验结果。示教实验要注意观察，并记录好相关内容。

3. 严格遵守实验室规则及生物安全规范。在微生物学实验课上，要树立"有菌观点"，严格掌握和不断完善无菌操作技术。

4. 注重分析观察实验过程及结果，并紧密联系理论课内容。要注意，不论实验结果与理论符合与否都有讨论的价值，并分析其原因，有可能的话还应重复实验。

5. 注重科学总结，实验完毕应自行分析实验结果，得出可能的结论，并总结实验中的体会和经验。除当堂作好实验记录及绘图外，还应按规定完成系统实验报告。

（徐纪茹）

实验室规则

一、进入实验室须穿工作服、戴工作帽。除必要的书籍和文具外，其他个人物品一律不得带入实验室。

二、在实验室内，禁止饮食、吸烟及与学习无关的其它活动，不得大声喧哗或嬉戏。

三、未经教师许可，不得擅自搬动实验器材及示教物品，不准随意摆弄和旋转实验仪器上的开关及旋扭等。

四、按照实验要求，在教师的指导下，主动安排要进行的实验，认真进行实验操作，严格遵守无菌操作规程，争取顺利地完成实验。

五、实验中使用完毕的器材和试剂必须放回规定的位置。废弃物必须按规定进行处理或归放于指定的容器内，不能随便乱丢乱放。

六、若实验中不慎发生菌液打翻、有菌材料污染桌面或衣物、割破手指等意外情况，应及时报告教师进行处理，切勿自作主张不按规定处理，防止自身感染及交叉污染。

七、爱护实验室内的一切设备、挂图、仪器。注意节约使用消耗材料及药品试剂，注意用电安全及节约水电。

八、实验结束，要清理桌面，将实验器材放回原处。值日同学要搞好实验室的清洁卫生，保持室内整齐，离开实验室前要关好门窗、水、电，并将手洗干净。

九、未经许可，不得将实验室内任何物品带出实验室。

（徐纪茹）

第一篇

医学微生物学

YIXUEWEISHENGWUXUE

第一章

细菌的形态及染色

细菌形体微小，肉眼看不到，必须借助光学显微镜的油镜将其放大 1000 倍左右才能看清。因此，对细菌形态学检查必须掌握显微镜油镜的使用与保护。

实验一　显微镜油镜的使用

【实验原理】

用油镜头观察标本，是在使用高倍镜的基础上，采用同玻璃折光率相似的油状物（如香柏油、液体石蜡等）滴加在标本与油镜头中间，以避免光线散射，提高显微镜的清晰度和分辨能力，使观察物像更加清晰（见图 1-1）。

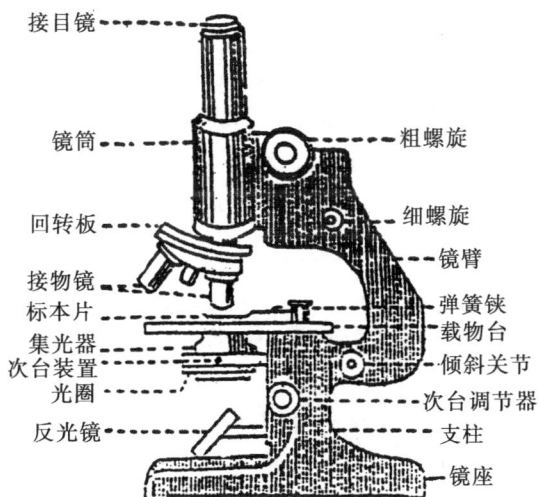

图 1-1　普通光学显微镜

【实验方法】

（1）对光：对光时宜采用低倍镜，依据光线强弱，转动反光镜的位置（光源为自然光时用平面，光源为灯光时用凹面），使视野达到清晰光亮。

（2）加油：双手向上转动粗螺旋，使镜筒上升，将标本片固定于载物台上，使染色面对准聚光器中央，加镜油于标本面，调换油镜头对准标本面。

（3）调焦点：用左手向下轻转粗螺旋，使镜筒下降，同时眼睛从右侧观察下降程度，待镜头入油后，要小心使镜头轻触玻面（用力过猛会扭坏镜头及压碎玻片）。然后再眼观目镜，反转粗螺旋，使镜筒慢慢上升，待看到模糊物像时，改用细螺旋上下调节，使物像达到完全清晰为宜（一般转动细螺旋前后半圈）。

（4）观察：观察时只使用细调。需改换视野时，右手操纵推进器，左手转动细螺旋，做到配合自如。并养成左眼观察，右眼看笔绘图的习惯。

【油镜头的保护】

油镜头使用完毕后，必须用擦镜纸滴加少量二甲苯将油擦洗干净（二甲苯用量宜少，以免镜片间粘胶溶解）。下降集光器，将物镜转成"八"字，再下降镜筒，轻触镜台表面，双手平持显微镜放入镜箱，避免日光直射，置于干燥处，以防受潮。

【注意事项】

（1）使用直筒显微镜观察标本时，必须两眼同时睁开，训练使用左眼观察标本，右眼看笔绘图。如用油镜头观察，勿将镜身歪斜，避免镜油流出玻片面。

（2）观察染色标本时，光线宜强。用两面反光镜，上升聚光器，开大光圈。观察不到染色标本时，光线宜弱，可下降聚光器，缩小光圈。

（3）使用完毕，一定要擦去镜油。

实验二　细菌染色标本片的制备

由于细菌个体微小，基本上无色透明，故将其用适当染料染色，方能显示它的形态、大小、构造及染色特性等，在鉴别细菌上有重要意义。

【实验仪器和材料】

（1）葡萄球菌、大肠杆菌 18～24h 普通琼脂斜面培养物。

（2）革兰氏染色液。

（3）生理盐水，载物玻片，接种环等。

（4）显微镜。

【实验内容和方法】

1. 细菌涂片的制作

（1）涂片　取清洁无油污载物玻片一张，接种环沾取生理盐水 1~2 环置于玻片中央，再将接种环火焰灭菌，待冷后，沾取葡萄球菌或大肠杆菌菌苔少许，混于生理盐水中，轻轻涂成均匀薄膜。

（2）干燥　将玻片置于室温自然干燥，也可将涂面向上，远离火焰上方微加温干燥（切勿加热过度，以防将标本烧枯）。

（3）固定　标本干燥后，通过酒精灯火焰三次（约 2~3s），以杀死细菌并使之固定于玻片上。

（4）染色　可根据不同的染色要求，用相应的染色液进行染色。

2. 革兰氏染色法

涂片的制备方法同前。革兰氏染色方法可分为四步：

（1）初染　于涂抹面上滴加结晶紫染液数滴，覆盖整个涂面，室温作用 1min。用自来水轻轻冲洗，甩干水分。

（2）媒染　滴加鲁戈氏染液，室温作用 1min。自来水冲洗，甩干水分。

（3）脱色　将染色片浸于 95% 酒精缸中，上下提取，边提边看，见涂面无色素下流为止（约 30s）。自来水冲洗，甩干水分。

（4）复染　加稀释复红染液染 30s。自来水冲洗，用吸水纸吸干玻片上的水分。

（5）加油镜检　待染色片干后，置于油镜下，调强光视野观察，呈蓝紫色的为革兰氏阳性菌，呈红色的为革兰氏阴性菌。

【实验结果】

革兰氏阳性菌染成蓝紫色，革兰氏阴性菌染成红色。

【注意事项】

涂片要均匀，干燥要彻底。观察细菌时注意保护镜头，应从低向高调节镜头。

实验三　细菌基本形态及特殊结构观察（示教）

1. 基本形态示教

（1）球形　葡萄球菌革兰氏染色标本片：菌体正圆形，染成蓝紫色，呈现葡萄串状排列，如 G⁺ 球菌。

（2）杆形　大肠杆菌革兰氏染色标本片：菌体短杆状，染成红色，呈分散排列，如 G⁻ 杆菌。

（3）螺形　霍乱弧菌革兰氏染色标本片：菌体弧形，染成红色，呈分散排列，如 G⁻ 弧菌。

2. 特殊结构示教

（1）鞭毛　伤寒杆菌鞭毛染色片——菌体较粗大，杆状，染成蓝灰色，单个或成堆存在，周围可见到波浪状弯曲、较长、呈蓝灰色的鞭毛。

（2）荚膜　肺炎双球菌荚膜染色片：视野背景为红色，其中可见到染色呈深红色，矛头状菌体，纵向成双排列，菌体周围有未染上颜色的空白区，即荚膜。

（3）芽胞　破伤风杆菌芽胞染色片：菌体为细长杆状，顶端有一个染成红色、并大于菌体的球状物即芽胞，呈"鼓槌状"，其他散乱分布的红色球体，为菌体脱落的成熟芽胞。

实验四　形态的变异：鞭毛的变异

【实验原理】

某些有鞭毛的细菌（如变形杆菌）在一定的环境（如不适宜细菌生长繁殖的理化因素）中生长繁殖，将失去鞭毛，从有鞭毛变为无鞭毛，即 H－O 变异。在培养基上生长表现从迁徙性生长变为点状生长，且菌落边缘整齐光滑。

【实验仪器和材料】

（1）菌种　变形杆菌 18～24h 琼脂斜面培养物。

（2）培养基　0.1% 石炭酸琼脂平板、普通琼脂平板。

（3）显微镜

【实验内容和方法】

（1）取变形杆菌培养物，分别点种于 0.1% 石炭酸琼脂平板和普通琼脂平板边缘处，切勿划开。

（2）置于37℃培养18～24h，观察和比较两种不同培养基上变形杆菌的生长情况。

【实验结果】

0.1%石炭酸培养基上变形杆菌只在点种外生长，而普通琼脂培养基上变形杆菌呈迁徙性生长。

【思考题】

（1）试述细菌涂片的制作方法和步骤。

（2）简述革兰氏染色的方法、步骤及医学意义。

（杜忆华）

第二章

细菌培养的基本技术及生化反应

实验一　细菌培养基的制备

【实验目的】

给细菌提供适宜的条件，细菌即可以生长繁殖、形成具有一定特征的培养物，学习细菌培养技术可以纯化细菌，了解细菌的生长特征，并能进一步检测细菌生化反应、变异性，制备细菌抗原，深入进行分子生物学研究等。了解细菌的培养特征也有助于鉴别细菌。

【实验原理】

培养基（culture medium）是用人工方法将适合细菌生长繁殖的各种营养物配制而成的营养基质，以供细菌培养使用。一般培养基的主要成分为蛋白质、糖类、盐类、水分等。另外，还有一些细菌对营养要求较高，制作培养基时还必须加入血液或血清、鸡蛋、维生素等其他营养物质。有时为了鉴别或抑制某些细菌，则可加入各种专用基质（如某种糖类、氨基酸等），指示剂，染料等。

按培养基的成分和用途可分为普通培养基、鉴别培养基、选择培养基和专用培养基等。由于对培养基的使用目的不同，故在培养基的选择上有所不同。

按培养基的物理性质可分为液体培养基、固体培养基、半固体培养基。

培养基需加入小试管、中试管、三角瓶、平皿等容器内使用。

培养基的种类很多，但一般制备原则有下述三条。

（1）含足够和适当的营养成分　借以满足细菌生长繁殖的要求，获得典型细菌培养物，达到研究细菌的形态、代谢、生化反应、抗原结构及致病性等方面的目的。

（2）合适的酸碱度　培养基的酸碱度直接影响着细菌的生长繁殖。一般细菌最合适的 pH 值为 7.2 ~ 7.6，测定 pH 值的方法常用普通比色法或精密 pH 试纸来测定。

（3）绝对无菌　培养基务必进行除菌处理，由于培养基所含成分不同，除菌的方法也不同，如普通培养基常用高压蒸汽灭菌法。

【实验内容及方法】

常用培养基的制备有下述几种。

1. 普通肉汤培养基

【实验仪器和材料】

（1）新鲜牛肉或牛肉膏、蛋白胨、氯化钠、蒸馏水。

（2）酚红指示剂，比色架及标准比色管或精密 pH 试纸。

（3）漏斗、量筒、三角烧瓶、试管等。

【实验内容和方法】

（1）称取去脂去腱绞碎的鲜牛肉 500g，浸于 1000ml 蒸馏水中，置于冰箱内过夜，次日煮沸 30min，纱布过滤，蒸馏水补足其量，即为肉浸液。也可用牛肉膏 3g 加蒸馏水 1000ml 加热溶化。

（2）取肉浸液 1000ml，氯化钠 5g，蛋白胨 10g，混合加热融化。

（3）调整肉浸液的 pH 值至 7.6，用滤纸过滤，分装于中试管或三角烧瓶内，塞紧棉塞。

【用途】

普通肉汤培养基可作基础培养基用，营养比肉膏汤好，一般营养要求不高的细菌均可生长。

2. 普通琼脂培养基

琼脂是石花菜等海藻类提取的胶体物质，其化学成分主要是多糖。当温度达到 98℃ 以上可溶解于水，45℃ 以下则凝固。琼脂对细菌一般无营养作用（除自然界中极少数菌可利用琼脂之外），纯属赋形剂。便于人们制作斜面、平板等不同类型的固体培养基。

【实验材料和方法】

普通肉汤培养基 100ml，加入琼脂 2 ~ 3g，加热溶化，用蒸馏水补足失去水分，调整 pH 值为 7.6 后分装于中试管、平皿等器皿内，高压蒸汽 15 磅灭菌 20min，可制成普通琼脂斜面和普通琼脂平板。

【用途】

保存一般菌种用，并可作无糖培养基。

3. 半固体培养基

【实验材料和方法】

取普通肉汤培养基 100ml，加入琼脂 0.5～0.7g，加热溶化，调整 pH 值为 7.6，分装于小试管内，每管 1～1.5ml，高压蒸汽 15 磅灭菌 20min，待冷后放入 4℃冰箱备用。

【用途】

保存一般菌种用，并可观察细菌的动力及生化反应。

4. 血液琼脂培养基

【实验材料和方法】

待高压灭菌后的普通琼脂培养基冷却至 45℃～50℃时，以无菌操作加入 5%～10%血液（人或动物脱纤维无菌血液），可制成血平板和血斜面。

【用途】

供营养要求较高的细菌分离培养用，亦可观察细菌的溶血特征。

实验二 细菌接种技术及生长表现

由于细菌感染而致病的各种标本及带菌者所需检查的各种标本，往往并非单一的细菌，而混有其他非致病菌（人体正常菌群）。因此当对此标本须作出细菌鉴定时，就必须从标本中分离出致病菌，称为细菌分离培养技术。

另外，对已得到可疑致病菌进行细菌鉴定及菌种保存等培养，称为纯培养接种（inoculation）技术。

一、平板划线接种法

平板划线接种法又称为分离培养法。平板分离划线（streaking method）的方法较多，其中以分区划线法和曲线划线法较为常用。其目的都要使细菌呈现单个菌落生长，便于同杂菌菌落鉴别。现只介绍分区划线法。

【实验仪器和材料】

（1）细菌：大肠杆菌、葡萄球菌 18～24h 普通琼脂斜面培养物。

（2）培养基：普通琼脂平板。

（3）酒精灯，接种环等。

【实验内容和方法】

（1）右手持接种环，经火焰灭菌，待凉后，挑取大肠杆菌（或葡萄球菌）

培养物少许。

（2）左手斜持琼脂平板，皿盖留在桌上，于火焰近处将菌涂于琼脂平板上端，来回划线，涂成薄膜（约占平板总表面积的 1/10），划线时接种环与平板表面成 30°~40°夹角，轻轻接触，以腕力在平板表面轻快地滑动，接种环不应划破培养基表面。

（3）烧灼接种环，杀灭环上残留细菌，待冷（是否冷却，可先在培养基边缘处试触，若琼脂溶化，表示未凉，稍等再试），从薄膜处取菌作连续平行划线（见图 2-1），约占平板表面 1/5 左右。再次烧灼接种环，第三次平行划线。再以同样方法作第四次、第五次划线，将平板表面划完。

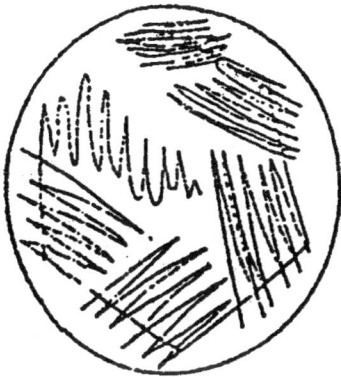

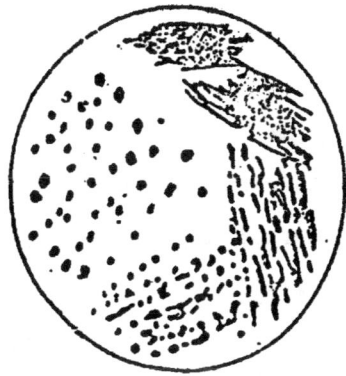

图 2-1　平板划线法　　　　　　　图 2-2　孵育后菌落的散布情况

（4）划线完毕，盖上平皿盖，底面向上，用标签或蜡笔注明菌名检验号码、接种者班级、姓名、组别等，置于 37℃ 孵育箱内培养 24h 后观察结果（见图 2-2）。

二、纯培养细菌接种法

1. 斜面培养基接种法

此方法用于培养、保存菌种及其他实验。

【实验仪器和材料】

（1）大肠杆菌、葡萄球菌 18~24h 琼脂斜面培养物。

（2）普通琼脂斜面培养基。

（3）接种环、接种针、酒精灯等。

【实验内容和方法】

（1）取一支斜面培养基及一支纯菌种管，并排倾斜放在左手四指中，拇指压住两试管，并以手掌支住两试管底部。右手将铂金环于火焰上灭菌、冷却。并拔出两试管的棉塞。（勿放置桌上，如棉塞太紧时应预先松动）。

（2）试管口部于火焰上往返通过2~3次灭菌，将灭菌铂金环伸入有菌试管中，取少量细菌（一般应从斜面底部沾取），然后小心移至准备接种的试管中。

（3）接种方法是自管底向上连续平划线，若以保存菌为目的时可自管底上画一粗直线即可。

（4）取出接种环，将试管上部再经火焰灭菌，塞好棉塞。将接种环灭菌后放回原处。

（5）若自平皿培养物中取菌时，只应沾取一个单个菌落。

（6）接种菌应作好标记，标明菌种名称、日期等，置于37℃温箱中培养，次日观察结果。

2. 液体培养基接种法

用于增菌及鉴定细菌生长特点，如表面生长、沉淀生长、均匀混浊生长等。

【实验材料和方法】

操作技术基本与上法相同，只是接种时应将沾菌之接种环沿接近液体表面之管内壁轻轻摩擦（勿用力振荡）使细菌混入培养基内，置于37℃温箱中培养，次日观察结果。

3. 半固体培养基穿刺培养法

用于保存菌种及间接观察细菌之动力（无动力之细菌仅沿穿刺线生长，清晰可见；有动力的细菌使培养基呈现混浊样，穿刺线甚至难以看出）。

用无菌操作技术，灭菌穿刺针沾取细菌后，垂直刺入半固体培养基中央直达近管底处，再沿原穿刺线抽出即可，置于37℃温箱中培养，次日观察结果。

实验三　细菌的生化反应

不同细菌由于所含的酶系统不完全相同，因而对营养物质的分解能力及代谢产物亦不一致，据此，可用以鉴别细菌的种类。通过检测细菌对各种底物（基质）的代谢作用及代谢产物，从而鉴别细菌的各类反应称为细菌的生化反应。

一、单糖发酵试验

【实验原理】

单糖发酵是将葡萄糖、乳糖或麦芽糖等分别加入蛋白胨水培养基内，使其最终浓度为 0.75% ~1%，并加入一定量酚红指示剂及小倒管，制成单糖发酵管。接种细菌经 37℃ 培养 18 ~24h，若能分解糖产酸则酚红指示剂由红变黄，若能分解甲酸有 CO_2 和 H_2 等气体形成，小倒置管内则聚集有气泡；不分解，则指示剂不变色。

【实验仪器和材料】

（1）菌种：大肠杆菌、伤寒杆菌 18 ~24h 琼脂斜面培养物。

（2）培养基：葡萄糖发酵管、乳糖发酵管等。

【实验内容和方法】

（1）将伤寒杆菌、大肠杆菌按照液体接种方法分别接种于葡萄糖及乳糖发酵管内。

（2）置于 37℃ 孵箱内培养 18 ~24h。

（3）观察结果：由于一些细菌能分解某种糖类产酸，所以培养基中 pH 值下降到 7.0 以下，在酚红指示剂的显示下，培养基颜色由红变黄。产酸者以"＋"表示，如果同时产生气体，则培养基中小倒管内有气泡出现，此乃产酸又产气，以"⊕"表示；若不分解糖，则指示剂不变色，用"－"表示。

【实验结果】

伤寒杆菌与大肠杆菌生化反应的主要区别

糖 类	伤寒杆菌	大肠杆菌
葡萄糖	＋	⊕
乳 糖	－	⊕

二、V－P（Voges－Proskauer）试验

【实验原理】

有些细菌（如产气杆菌）能分解葡萄糖产生丙酮酸，经丙酮酸脱羧，生成乙酰甲基甲醇，在碱性环境中被氧化为二乙酰，再与培养基内胍基结合，生成红

色化合物即为 V – P 试验阳性。

【实验仪器和材料】

（1）菌种：大肠杆菌、产气杆菌 18 ~ 24h 琼脂斜面培养物。

（2）培养基：葡萄糖蛋白胨水培养基。

（3）试剂：V – P 试剂（40% 氢氧化钾水溶液，内含 0.3% 肌酸和 6% α – 奈酚酒精溶液）。

【实验内容和方法】

（1）分别接种大肠杆菌、产气杆菌于两支葡萄糖蛋白胨水中。

（2）置于 37℃ 培养 48h 后取出，分别加入 KOH 1ml 和 α – 奈酚溶液 1ml，摇匀，静置试管架上 5 ~ 15min。

（3）观察结果：培养液变为红色为阳性，不变色为阴性。

【实验结果】

大肠杆菌：–　　　产气杆菌：+

三、甲基红（M. R.）试验

【实验原理】

某些细菌（如大肠杆菌等）能分解葡萄糖产生丙酮酸，后者继而分解为甲酸、乙酸、乳酸等，使培养基 pH 值降至 4.5 以下，加入甲基红指示剂呈红色，此为阳性反应；若产酸量少或产生的酸进一步转化为醇、醛、气体和水等，则培养基的酸碱度仍在 pH6.2 以上，加入甲基红指示剂呈现黄色，为阴性反应。

【实验仪器和材料】

（1）菌种：大肠杆菌、产气杆菌 18 ~ 24h 琼脂斜面培养物。

（2）培养基：葡萄糖蛋白胨水培养基。

（3）试剂：甲基红试剂。

【实验内容和方法】

（1）分别将大肠杆菌、产气杆菌接种于两支葡萄糖蛋白胨水培养基中。

（2）置于 37℃ 培养 48 ~ 72h 后取出，分别滴加甲基红试剂 2 ~ 3 滴，混匀，观察结果。

【实验结果】

大肠杆菌：+　　产气杆菌：–

四、枸橼酸盐利用试验

【实验原理】

枸橼酸盐培养基系一综合性培养基，其中枸橼酸钠为唯一碳源，磷酸二氢铵为唯一氮源。一般细菌能利用磷酸二氢铵作为氮源，但不一定能分解枸橼酸盐水取得碳源。因此，根据可否利用枸橼酸盐来鉴别细菌，如产气杆菌可利用枸橼盐作为碳源，细菌生长繁殖，形成菌苔，分解枸橼酸盐生成碱性碳酸盐，使培养基的 pH 值上升到 7.0 以上，由绿色变为深蓝色为枸橼酸盐利用试验阳性；而大肠杆菌则不能分解枸橼酸盐，得不到碳源，不能生长，无菌苔形成，培养基颜色不发生变化，为枸橼酸盐利用试验阴性。

【实验仪器和材料】

（1）菌种：大肠杆菌、产气杆菌 18～24h 琼脂斜面培养物。

（2）培养基：枸橼酸盐斜面。

【实验内容和方法】

（1）分别将大肠杆菌、产气杆菌接种于两支枸橼酸盐斜面培养基。

（2）置于 37℃ 恒温箱内培养 24h 后观察结果。

【实验结果】

产气杆菌：+（有菌苔生长，培养基变色）

大肠杆菌：-（无菌苔生长，培养基不变色）

五、靛基质（Indol）试验

某些细菌（如大肠杆菌、变形杆菌等）具有色氨酸酶，能分解蛋白胨水培养基中的色氨酸产生靛基质（吲哚），再与欧立希试剂（对二甲基氨基苯甲醛）反应，形成红色化合物——玫瑰吲哚，即为阳性反应。

【实验仪器和材料】

（1）菌种：大肠杆菌、伤寒杆菌 18～24h 琼脂斜面培养物。

（2）培养基：蛋白胨水培养基。

（3）试剂：欧立希（Ehrlich）试剂（对二甲基氨基苯甲醛）。

【实验内容和方法】

（1）分别将大肠杆菌、伤寒杆菌接种于两支蛋白胨水培养基中。

（2）置于 37℃ 培养 48～72h 后，每管沿管壁各加欧立希试剂 0.5～1ml 于培养液面上。待 1 ~ 2min 后观察结果：在交界面出现玫瑰红色环即为吲哚试验阳性，无红色环即为阴性。

【实验结果】

大肠杆菌：+　　伤寒杆菌：-

六、硫化氢（H₂S）产生试验

【实验原理】

某些细菌能分解培养基中的含硫氨基酸（如胱氨酸、半胱氨酸），生成硫化氢。硫化氢遇到培养基中的铅盐（醋酸铅）或铁盐（硫酸亚铁），则形成黑褐色硫化铅或硫化亚铁沉淀物。培养基内含有还原剂硫代硫酸钠，使形成的硫化氢不再氧化。

【实验仪器和材料】

（1）菌种：大肠杆菌、伤寒杆菌 18 ~ 24h 琼脂斜面培养物。

（2）培养基：醋酸铅培养基。

【实验内容和方法】

（1）分别以半固体穿刺接种法将大肠杆菌、伤寒杆菌穿刺接种于两支醋酸铅培养基内。

（2）置于 37℃培养 48 ~ 72h。

（3）观察结果：取出后对光观察，若沿穿刺线有黑褐色沉淀物，即表示该菌能产生硫化氢（H₂S），否则反之。

【实验结果】

大肠杆菌：-（无黑色沉淀线生成）

伤寒杆菌：+（有黑色沉淀线生成）

七、尿素分解试验

【实验原理】

某些细菌如变形杆菌，具有尿素分解酶，能分解尿素而产生氨，氨溶于水变成氢氧化铵，使培养基变碱性而呈红色即为阳性。

【实验仪器和材料】

（1）菌种：变形杆菌、伤寒杆菌 18 ~ 24h 琼脂斜面培养物。

（2）培养基：尿素培养基。

【实验内容和方法】

（1）分别以斜面接种法将变形杆菌、伤寒杆菌接种于两支尿素平面培养基上。

（2）置于 37℃ 培养 18～24h。

（3）取出观察结果，培养基变为红色，即尿素分解试验阳性；若不变色，即为尿素分解试验阴性。

【实验结果】

变形杆菌：+　　　　伤寒杆菌：－

八、氧化酶试验

【实验原理】

某些细菌（如奈瑟氏菌和绿脓杆菌）具有氧化酶（靛基酚氧化酶），能将氧化酶试剂（盐酸二甲基对苯二胺或四甲基对苯二胺）氧化成红色的醌类化合物，即为氧化酶试验阳性。

【实验仪器和材料】

（1）菌种：淋球菌或脑膜炎球菌、白色葡萄球菌 18～24h 巧克力色斜面培养物。

（2）培养箱、巧克力色平板。

（3）试剂：0.5%～1% 盐酸对二甲基苯胺（或盐酸二甲基对苯二胺，或盐酸对氨基二甲苯胺）水溶液。

【实验内容和方法】

（1）将脑膜炎球菌或淋球菌、白色葡萄球菌分别接种于巧克力色平板。

（2）置于 37℃ 培养 24h 后取出。

（3）滴加新鲜配制的 0.5%～1% 盐酸对二甲基苯胺水溶液于固体培养基上。

（4）观察结果：加试剂后，若菌落出现红色→深红色→紫黑色变化均为阳性；反之为阴性。

【实验结果】

脑膜炎球菌和淋球菌：+　　　　白色葡萄球菌：－

【注意事项】

（1）此项试验应避免含铁物质，因遇铁会出现假阳性。

（2）试剂在空气中易氧化，故应新鲜配制。若置于冰箱保存，使用不超过两周。

（3）若要分离培养脑膜炎球菌，应在菌落变成紫黑色之前立即转种，否则细菌容易死亡。

【思考题】

（1）简述培养基制备的原则。

（2）简述葡萄糖发酵和乳糖发酵的实验原理。

（3）简述甲基红试验的实验原理。

（4）简述靛基质试验的实验原理和结果判定方法。

（5）简述硫化氢试验的实验原理和结果判定方法。

（杜忆华）

第三章

细菌的分布及外界因素对细菌的影响

实验一　细菌的分布

细菌在自然界分布极为广泛，在空气、水、土壤、物体表面、人体表面及人体与外界相通的腔道中都存在着大量的细菌。通过对这些细菌的检测，了解细菌分布的广泛性，树立"有菌观念"，从而认识无菌操作对于医学实践的重要性。

一、空气中细菌的检测——自然沉降法

空气中的细菌主要来自人与动物呼吸道排出的细菌和土壤中的细菌。

【实验目的】

了解细菌在空气中的分布。

【实验仪器和材料】

普通琼脂平板，37℃恒温培养箱等。

【实验内容和方法】

取普通琼脂平板一个，打开皿盖，让培养基面朝上直接暴露于空气中，置于实验台上或需要检测的地方15～30min。让带有微生物的尘粒和飞沫因重力自然下降到培养基表面。完成后，盖上皿盖，用记号笔在平板底面边缘处标明放置地点、实验日期和实验者班级、姓名。倒置平皿，放入37℃恒温培养箱培养18～24h。

【实验结果】

观察记录细菌菌落的生长情况和数量，并根据菌落特征进行大体分类。其结果能比较客观地反映空气污染程度和卫生通风状况，是判断空气污染和评价空气消毒效果的指标之一。

【注意事项】

计数菌落时，凡菌落边缘相互重叠的，应分别计算。

二、人体体表及各种物品表面细菌的检测

【实验目的】

了解细菌在物体及人体体表上的分布。

【实验仪器和材料】

普通琼脂平板，37℃恒温培养箱等。

【实验内容和方法】

取普通琼脂平板一个，在平板底面用记号笔将平板分成若干等份。打开皿盖，在培养基表面各区域分别用手指、衣物、书包、钞票、饭卡等轻轻按压，并停留几秒。结束后，盖上皿盖，于平板底面分别标记所检物品的名称。置于37℃恒温箱内培养 18~24h 后观察结果。

【实验结果】

观察体表及各种物品表面细菌的数量及类别，并分析其意义。

【注意事项】

操作时注意不要压破培养基。本实验方法检出的除细菌外，尚可能有真菌、放线菌等，请注意加以区别。

三、人体咽喉部位细菌的检测

【实验目的】

了解细菌在人体与外界相通的腔道中的分布。了解正常菌群的生理意义。

【实验仪器和材料】

血液琼脂平板，无菌棉签，接种环，酒精灯，37℃恒温培养箱。

【实验内容和方法】

咳碟法：取血液琼脂平板一个，打开皿盖，将培养基面置于面前约 10cm 处，口对着平板用力咳嗽数次（让飞沫落在培养基表面），然后盖上皿盖。注明被检者姓名、实验日期等。置于37℃培养 18~24h 观察结果。

拭子法：用无菌棉签擦拭咽部，取咽部的分泌物，在血琼脂平板表面涂布成

薄膜（不超过平板总表面积 1/10），然后改用接种环，做分区划线接种，置于 37℃ 培养 18 ~ 24h 观察结果。

【实验结果】

观察细菌数量、种类等。注意是否有溶血环，分析其意义。

实验二 外界因素对细菌生长的影响

一、物理因素对细菌生长的影响

（一）热力——高压蒸汽灭菌法（示教）

【实验目的】

掌握高压蒸汽灭菌法的原理、使用方法及适用范围。

【实验原理】

高压蒸汽灭菌法是一种灭菌效果最好的方法。其原理是在 1 个大气压（101.3kPa）下，蒸汽的温度是 100℃。如果蒸汽被限制在密闭的容器中，随着压力增加，蒸汽的温度也随之增加。高压蒸汽灭菌器内蒸汽压力与温度的关系如表 3 – 1 所示。在密闭的高压蒸汽灭菌器内，当蒸汽压力增加到 103.5kPa 时，温度将达到 121.3℃，在这一温度下 15 ~ 20min，即可完全杀死细菌的繁殖体及芽胞。高压蒸汽灭菌法常用于普通培养基、手术器械、手术敷料、玻璃器皿等耐高温、耐湿热物品的消毒。高压蒸汽灭菌器构造如图 3 – 1。

表 3 – 1 蒸汽压力与温度的关系

蒸汽压力			温度(℃)
千帕(kPa)	千克/平方厘米(kg/cm²)	磅/平方英寸(lb/in²)	
34.47	0.35	5	108.8
55.20	0.60	8	113.0
68.94	0.70	10	115.6
103.50	1.05	15	121.3
137.80	1.50	20	126.2

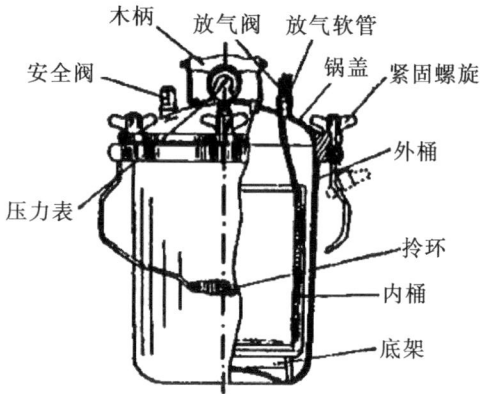

图 3 - 1 手提式高压蒸汽灭菌器构造图

【实验仪器和材料】

手提式高压蒸汽灭菌器。

【使用及注意事项】

（1）使用前取出内桶，在外桶内加入适量的水，使水面与三角底架平齐。如水量不足，会在加热的过程中烧坏加热器。

（2）把待灭菌物品放入内桶，装液体的玻璃器皿橡胶塞子上必须插一根注射器针头，沟通瓶内外压力。其他物品需使用牛皮纸包裹，防止冷凝水进入。摆放待灭菌物品不可过于拥挤，以免影响蒸汽的流通而影响灭菌效果，一般不超过锅内容积的80%。盖上顶盖，拧紧螺栓使容器紧闭。

（3）接通电源，同时打开放气阀。水沸腾产生的蒸汽通过挤压作用会排出锅内原有的空气，如果空气没有充分排出，则锅内温度就不能上升到121.3℃，灭菌就不完全。等空气完全排出后即关闭放气阀，继续加热。当锅内压力达到103.5kPa 时，蒸汽会通过安全阀自动放气，以保证锅内压力维持在这一水平。从安全阀门第一次放气开始计时，15~20min 后切断电源。

（4）待锅内压力逐渐下降至零，锅体冷却后，打开放气阀，开盖取物。切不可当锅内还有压力时突然打开放气阀放气减压，否则锅内玻璃器皿内的液体会因压力骤降而剧烈沸腾冲出瓶口，发生外溢或爆炸。

（二）滤过除菌

【实验原理】

一些不能耐受高温的液体，例如：血清、酶、抗生素及药物等的除菌不能采用高压蒸汽灭菌法，而需采用滤过的方法。空气的消毒也可采用滤过的方法。滤过是一种机械除菌法，滤菌器含有微小的孔穴，只允许小于孔径的物体通过，这样可除去大部分细菌，但不能除去病毒、支原体、衣原体和 L 型细菌。

【实验仪器和材料】

（1）待过滤的血清肉汤（烧瓶分装、有菌）。

（2）肉汤培养管（已灭菌）。

（3）滤器（已灭菌）和过滤装置、无菌刻度吸管和试管等。

【实验内容和方法】

（1）取一环待过滤血清肉汤接种于肉汤培养管内。

（2）将烧瓶中的血清肉汤倒入滤斗，启动抽气机，减压抽滤。滤毕，关闭抽气机。迅速以无菌刻度吸管吸取瓶中滤液，移置于无菌试管内。

（3）无菌取一环滤液接种于另一管肉汤培养管。

（4）将两肉汤培养管置于 37℃ 培养 18～24h。

【实验结果】

接种待滤过血清的肉汤管培养呈混浊，接种已滤过血清的肉汤培养管澄清。

【注意事项】

滤过速度和除菌效果有关，速度太快则除菌效果不好，因此，应调整合适的速度，保证充分除菌。

（三）辐射——紫外线杀菌

【实验目的】

掌握紫外线消毒的原理、操作技术及应用范围。

【实验原理】

波长 200～300nm 的紫外线（包括日光中的紫外线）具有杀菌作用，其中以 265～266nm 的杀菌作用最强。紫外线主要作用于细菌的 DNA，其杀菌机制是使细菌 DNA 链中两个相邻的胸腺嘧啶共价结合而形成二聚体，干扰 DNA 复制与转录过程中正常的碱基配对，从而导致细菌变异或死亡。紫外线杀菌力虽强，但穿透力弱，可被普通玻璃、纸张、尘埃、水蒸气等阻挡，故仅用于空气及不耐热物品表面的消毒。

【实验材料】

（1）菌种：大肠埃希菌及金黄色葡萄球菌 18～24h 琼脂平板培养物。

（2）培养基：普通琼脂平板。

（3）无菌黑色纸片，超净工作台，接种环，酒精灯，小镊子，37℃恒温培养箱。

【实验方法】

（1）用接种环取大肠埃希菌及金黄色葡萄球菌琼脂平板培养物，分别密涂于普通琼脂平板培养基表面。

（2）于超净工作台内，火焰灭菌小镊子，待稍凉后，取无菌黑色纸片一片平贴于涂有细菌的平板培养基表面中央。

（3）将平板暴露于距紫外灯管30~60cm处，打开紫外灯照射30min。

（4）照射完毕，无菌操作取出黑纸片。盖上皿盖，做标记，注明日期、试验者等。

（5）将平板置于37℃培养18~24h，观察培养基表面细菌生长情况，并分析其结果。

【实验结果】

黑纸片遮盖处细菌生长形成灰白色菌苔，形状同黑纸片。直接暴露在紫外线灯下的培养基表面无细菌生长或仅有少量的细菌生长。

【注意事项】

紫外线对人体皮肤、眼睛有损伤作用，使用时应注意防护。

二、化学因素对细菌生长的影响

【实验目的】

了解常用化学消毒剂的种类、用途。

【实验原理】

化学消毒剂消毒灭菌的原理：①促使菌体蛋白变性或凝固；②干扰细菌的酶和代谢；③损伤细菌的细胞膜。

【实验材料】

（1）菌种：金黄色葡萄球菌和大肠埃希菌18~24h琼脂平板培养物。

（2）培养基：普通琼脂平板。

（3）化学消毒剂：5%石炭酸、2%碘酒、75%酒精、0.1%升汞。

（4）其他：直径0.6cm的无菌圆形滤纸片、小镊子、接种环等。

【实验方法】

（1）取普通琼脂平板，用记号笔在平板底面标记将其分为四等份。

（2）用接种环分别取金黄色葡萄球菌或大肠埃希菌琼脂平板培养物，密涂于标记好的普通琼脂平板培养基表面。

（3）用小镊子夹取已浸有化学消毒剂的无菌小滤纸片，平贴于各分区的中央，盖上皿盖，标明化学消毒剂名称、实验日期和试验者。

（4）置于 37℃培养 18～24h 后观察各种化学消毒剂对细菌的作用。

【实验结果】

纸片周围无细菌生长的区域，称为抑菌环。分别测量四种消毒剂抑菌环的直径，以毫米为单位记录。根据抑菌环直径的大小，比较四种消毒剂杀菌抑菌的能力。注意对比同一种消毒剂对上述两种细菌作用效果的差异。

【注意事项】

尽量保证纸片上化学消毒剂剂量、接种菌量及均匀程度一致。

三、生物因素对细菌生长的影响

（一）噬菌体——特异性裂解试验

【实验目的】

了解噬菌体溶菌的作用。

【实验原理】

噬菌体是感染细菌、真菌、放线菌等微生物的病毒，具有严格寄生性，对易感细胞具有高度的种特异性和型特异性。噬菌体感染宿主菌后，可裂解宿主细胞，或处于溶原状态。在液体培养基中，噬菌体裂解宿主菌可使混浊菌液变澄清；在固体培养基上，当涂布接种细菌后再滴上一滴相应的噬菌体，经孵育后，滴加噬菌体处的培养基可出现透亮的溶菌空斑，称之为溶菌斑。噬菌体可用于细菌的鉴定、分型，检测未知细菌和防治某些疾病。

【实验材料】

（1）菌种：金黄色葡萄球菌、大肠埃希菌及痢疾杆菌 18～24h 琼脂平板培养物。

（2）培养基：肉汤培养管、普通琼脂平板。

（3）噬菌体：金黄色葡萄球菌噬菌体肉汤液、痢疾杆菌噬菌体肉汤液。

【实验方法】

1. 噬菌体的溶菌现象（试管法）

（1）取4支肉汤培养管，2支接种金黄色葡萄球菌，2支接种大肠埃希菌。

（2）将上述两种细菌肉汤培养管各取1支，分别加入金黄色葡萄球菌噬菌体肉汤液0.2ml。

（3）将上述4支肉汤培养管置于37℃培养6～12h后观察结果。

2. 噬菌体的溶菌斑（平板法）

（1）取普通琼脂平板1只，分为4等份，注明①、②、③、④。

（2）用无菌棉签在①、②处涂布接种痢疾杆菌，在③处接种大肠埃希菌，在④处接种金黄色葡萄球菌。

（3）待菌液干燥后，在②、③、④处各加1小滴痢疾杆菌噬菌体肉汤液，在①处加1滴金黄色葡萄球菌噬菌体肉汤液。

（4）置于37℃培养16～18h后观察结果。

【实验结果】

（1）溶菌现象：加有噬菌体的金黄色葡萄球菌肉汤培养管清亮，其余均浑浊。

（2）溶菌斑：如图3-2，在②处的中央有一无菌生长的空斑，即溶菌斑（或蚀斑），其余区域无此现象。

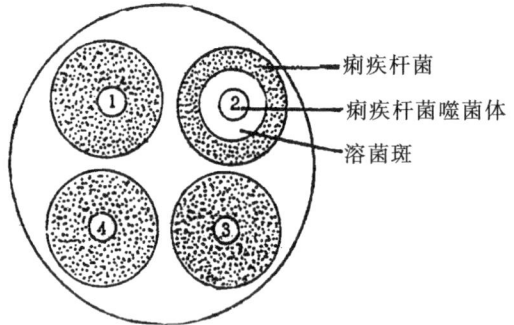

痢疾杆菌
痢疾杆菌噬菌体
溶菌斑

图3-2　噬菌体的溶菌斑

（二）抗生素——药物敏感性试验（纸片扩散法）

【实验目的】

掌握纸片扩散法的原理、操作方法和结果判定。

【实验原理】

抗生素通过干扰细菌的代谢，阻碍细菌细胞壁的合成，影响膜的通透性及干扰核酸和蛋白质的生物合成等方式杀菌抑菌。不同种类的抗生素对同一细菌的杀菌效果不尽相同，不同细菌种类或菌株对同一药物的敏感性亦不相同。因此，测定病原菌对抗生素的敏感性，对于合理用药和提高临床疗效具有重要意义。

将含有定量抗生素的纸片贴在已接种试验菌的琼脂平板上，纸片中所含的药物吸取琼脂中的水分溶解后，便不断地向纸片周围扩散，形成递减的药物浓度梯度。在纸片周围若试验菌生长被抑制，就会形成透明的抑菌环（图3-3）。抑菌环越大，说明试验菌对该药物越敏感；反之，不敏感。根据试验菌在不同抗生素

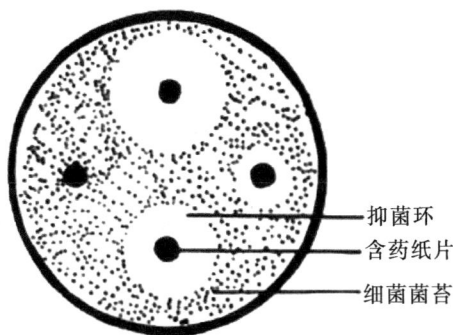

图3-3　细菌对药物的敏感性试验（纸片扩散法）

扩散范围内的生长情况，就能确定该菌的敏感药物，在临床上指导医生合理使用抗生素。

【实验材料】

（1）菌种：大肠埃希菌及金黄色葡萄球菌18~24h琼脂平板培养物。

（2）培养基：普通琼脂平板。

（3）青霉素、氨苄青霉素、链霉素、氯霉素、红霉素、庆大霉素、卡那霉素等抗生素纸片，小镊子。

【实验方法】

（1）接种细菌：用无菌接种环挑取已培养好的金黄色葡萄球菌或大肠埃希菌培养物少许，先在琼脂平板表面中央划一条线，垂直于该线作平行密集划线，划满平板。

（2）用小镊子夹取抗生素纸片，贴于平板琼脂表面，注意不要太靠近平板边缘，轻压纸片使其与琼脂充分接触。纸片之间距离应基本相等，一般每个平板贴4~6种抗生素纸片为宜。注意每次取抗生素纸片之前，小镊子须烧灼灭菌冷却。标记姓名、日期、菌名等。

（3）将平板置于37℃温箱内培养18~24h后取出观察结果。

【实验结果】

观察纸片周围有无抑菌环，用尺子测量其直径并对照细菌对抗菌类药物敏感度表格（表3-2）中的标准进行药物敏感性判定。注意对比两种细菌对各抗菌药物敏感性的差异。

表 3 - 2　纸片扩散法药敏试验判读标准

抗菌药物	含药量	抑菌环直径（mm）		
		耐药	中介度	敏感
青霉素（葡萄球菌）	10U	≤20	21～28	≥29
（其他细菌）	10U	≤11	12～21	≥22
链霉素	10μg	≤11	12～14	≥15
氯霉素	30μg	≤12	13～17	≥18
庆大霉素	10μg	≤12	13～14	≥15
红霉素	10μg	≤13	14～17	≥18
卡那霉素	30μg	≤13	14～17	≥18
四环素	10μg	≤14	15～18	≥19
磺胺	300μg	≤12	13～16	≥17

【注意事项】

培养基的质量、药敏纸片的质量、接种菌量、试验操作质量、孵育条件等均能影响纸片扩散法药敏试验的结果。

【思考题】

（1）试述正常菌群的概念及生理意义。

（2）空气污染程度及消毒效果的检测对临床工作有何意义？

（3）适于高压蒸汽灭菌法的物品有哪些？

（4）紫外线对 G$^+$ 及 G$^-$ 的杀菌作用有差别吗？

（5）4 种化学消毒剂对 G$^+$ 及 G$^-$ 的杀菌作用有差别吗？

（6）噬菌体有何实际应用价值？

（7）细菌对抗生素的敏感试验对于临床用药有何重要意义？

（8）影响纸片扩散法药敏试验的因素有哪些？

（寻萌）

第四章

病原性球菌的分离鉴定

【实验目的】

（1）掌握　从临床标本中分离鉴定病原性球菌的基本过程和注意事项；葡萄球菌血浆凝固酶试验原理和方法。

（2）了解　病原性球菌的形态和培养特征。

【鉴定程序】

病原性球菌能引起化脓性感染，故亦称化脓性球菌，主要包括葡萄球菌、链球菌、脑膜炎奈瑟菌和淋病奈瑟菌等。

从临床标本中分离鉴别化脓性球菌时，可根据各种化脓性球菌不同的生物学特征，使用直接涂片镜检、分离培养等方法，鉴定出未知的化脓性球菌，不仅可为化脓性感染的临床诊断提供依据，而且可进行药物敏感试验，为临床选用有效的抗菌药物提供参考。

根据检查的目的要求，按图4-1所示程序进行检查。

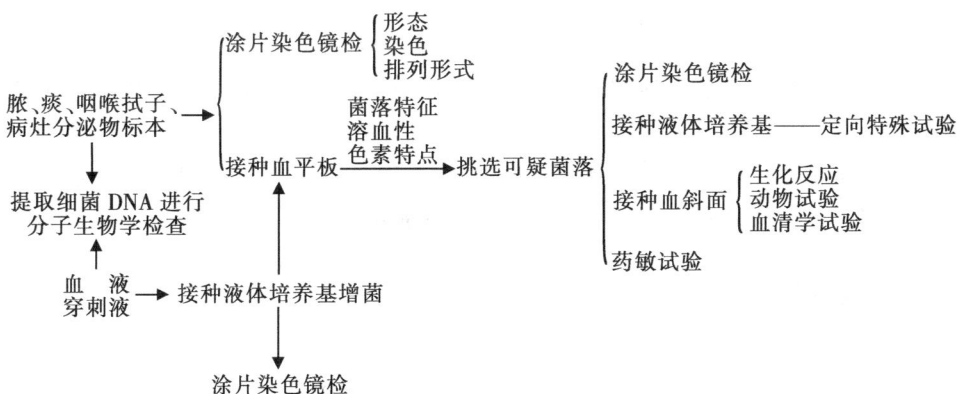

图4-1　化脓性球菌的细菌学检查程序

注意：①图4-1只表明一般的检查原则，在实际检查中，还需根据临床提供的可能诊断，作定向的检查；②若疑为流脑或淋病患者，其标本送检时，要注意保温，所用的培养基要提前放入孵箱内预温；③欲检查脑膜炎奈瑟菌或淋病奈瑟菌，其标本应接种于巧克力色血琼脂平板。

【实验内容和方法】

1. 标本的采集和处理

（1）脓液标本　用无菌棉签，蘸取患处深部脓液少许，置入无菌小试管内，送检。

（2）痰液标本　用无菌棉签，挑取患者的黏脓稠痰块，置入无菌小试管内，送检。

（3）咽喉部标本　嘱患者把口张大，用压舌板压住舌根部，用无菌棉签，迅速蘸取咽喉部分泌物，置入无菌小试管，送检。

（4）血液标本　疑为化脓性球菌败血症患者，在严格无菌操作下，静脉采血 5ml 直接加入 50ml 的肉汤培养瓶内，立即摇匀，送检。

（5）脑脊液标本　在严格无菌操作下，做腰椎穿刺取脑脊液，送检。

2. 主要病原性球菌的形态、培养特征

【形态观察示教】

（1）葡萄球菌（革兰氏染色标本）：革兰氏染色阳性，为正圆形，呈葡萄串状排列，亦有单个散在分布。

（2）链球菌（革兰氏染色标本）：革兰氏染色阳性，圆形或卵圆形，呈链状排列。

（3）肺炎链球菌（小鼠腹腔液涂片，Hiss 染色）：革兰氏阳性球菌，矛头状成双排列，宽端相对，尖端相背。荚膜染色片中，菌体呈红色，菌体周围的荚膜呈淡红色或无色。

（4）脑膜炎奈瑟菌（脑脊液涂片，美兰染色）：革兰氏阴性球菌，肾形成双排列，凹面相对，菌体呈浅蓝色，多位于中性粒细胞浆内，胞浆外也有少数菌散在分布。

【培养特征】

（1）葡萄球菌在血液琼脂平板上的生长表现　菌落为圆形，隆起、中等大小，表面光滑，边缘整齐，不透明；按菌落色素不同可分为金黄色葡萄球菌、白色葡萄球菌、柠檬色葡萄球菌；金黄色葡萄球菌的菌落周围多有透明溶血环，而其他葡萄球菌一般无溶血环（仅少数新分离的白色葡萄球菌可呈现微溶血现象）。

（2）链球菌在血液琼脂平板上的生长表现　除丙型链球菌外，菌落均较微

小，如针尖大，圆形，灰色，半透明。根据溶血性将链球菌分为三类：甲型链球菌的菌落周围有窄而不透明的草绿色溶血环，乙型链球菌有较大的透明溶血环，丙型链球菌不溶血。

3. 葡萄球菌血浆凝固酶试验

【实验原理】

金黄色葡萄球菌能产生两种凝固酶，游离凝固酶可被血浆中凝固酶反应因子激活，形成葡萄球菌凝血酶，可使血浆中的纤维蛋白原转变为纤维蛋白，导致血浆凝固（呈现块状）；结合凝固酶或称凝聚因子（在菌体表面不释放），能与纤维蛋白原结合，使纤维蛋白原转变为纤维蛋白而引起细菌凝聚（呈颗粒状）。血浆凝固酶与金黄色葡萄球菌的致病力有密切关系，非致病性葡萄球菌多数不产生此酶。结合凝固酶采用玻片法检测；游离凝固酶采用试管法检测。

【实验材料】

（1）金黄色葡萄球菌、白色葡萄球菌 18～24h 琼脂斜面培养物。

（2）1∶2 人或兔血浆。

（3）生理盐水、载玻片、接种环等。

【实验方法】

玻片法检测

（1）取载玻片一张，用蜡笔画线分成三等份；

（2）于第一、二格内滴加人血浆各 1 滴，于第三格内滴加生理盐水 1 滴；

（3）取金黄色葡萄球菌斜面培养物少许，分别混悬于第三格及第一格内，取白色葡萄球菌混悬于第二格内，分别研磨混匀。静置 2～3min。

第二格和第三格中细菌呈现均匀乳状混浊，而第一格中细菌呈现颗粒状凝聚现象，即判定为血浆凝固酶阳性。

【注意事项】

注意无菌操作。

【思考题】

（1）病原性球菌分离和鉴定的基本过程是什么？

（2）凝固酶的分类和作用特点是什么？

（陈艳炯）

第五章

病原性肠道杆菌的分离鉴定

【实验目的】

掌握 分离鉴定病原性肠道杆菌的基本程序；病原性肠道杆菌的生化反应特点。

【鉴定程序】

肠道杆菌（*Enteric bacilli*）是一大群寄居于人和动物肠道中的革兰氏阴性无芽胞杆菌，常随人与动物的粪便排出，广泛分布于水、土壤或腐物中。病原性肠道杆菌主要包括大肠埃希氏菌、痢疾志贺氏菌和伤寒沙门氏菌。大肠埃希氏菌主要引起肠道外感染和急性腹泻，痢疾志贺氏菌是引起夏季细菌性痢疾的主要病原体，伤寒沙门氏菌导致肠热症、急性肠炎、败血症。

肠道杆菌属于需氧或兼性厌氧菌，在普通培养基上生长良好，形成中等大小的光滑型菌落。有些菌在血琼脂平板上出现 β 型溶血，在液体培养中呈均匀混浊生长；生化反应活泼，一般说来，生化反应的强弱与其致病作用成反比；乳糖发酵试验在初步鉴别肠道致病和非致病菌时有重要意义，前者一般不分解乳糖，而非致病菌多数能分解乳糖。肠道杆菌抵抗力不强，加热 60℃ 经 30 分钟即死亡；胆盐、煌绿等对大肠杆菌等非致病菌有选择性作用，可制备肠道杆菌选择性培养基以分离肠道致病菌。肠道杆菌主要通过污染的饮水及食物，经消化道传播。

粪便中的细菌种类很多，要检出病原菌，通常应用具有选择性或鉴别性的培养基。选择性培养基中除含有细菌所需的营养物质外，还含有抑菌剂，可选择性地抑制非肠道杆菌生长，鉴别性培养基除含有细菌所需的营养物质和抑菌剂外，还含有指示剂，指示剂可用以鉴别细菌的生化特性。病原性肠道杆菌的检验程序如图 5 - 1 所示。

【实验内容及方法】

1. 标本采集

采取标本时应注意病情和病程，尽量在未使用抗生素之前采集标本，腹泻者

提取 DNA 进行分子生物学检测

$$
\left.\begin{matrix} 粪便 \\ 肛拭子 \\ 呕吐物 \end{matrix}\right\} \xrightarrow{\text{分离培养}} \text{EMB 平板/MCK 平板} \xrightarrow[\text{发酵菌落}]{\text{选择乳糖非}} \text{生化反应初步鉴定}
$$

血清学试验鉴定分型

$$
\left\{\begin{matrix} \text{PCR 致病基因检测} \\ \text{药敏试验} \end{matrix}\right.
$$

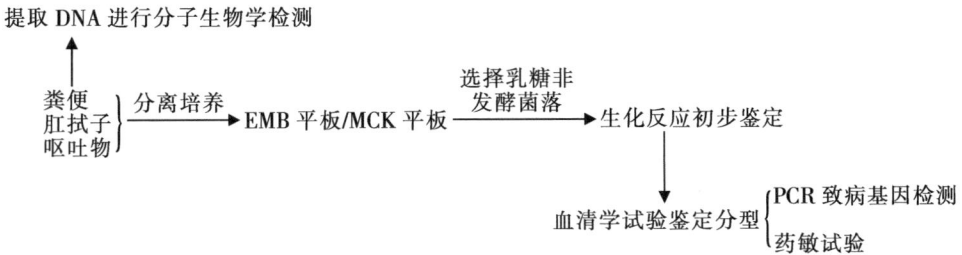

图 5 - 1　病原性肠道杆菌分离鉴定程序

取粪便的脓血或黏液部分或肛拭子。肠道外感染取中段尿、血液、脓液、脑脊液等，取材后应立即送检。如不能立即送检，可将标本保存于 30% 甘油缓冲盐水中。

2. 分离培养

【实验材料】

EMB 平板、MCK 平板（配制见附录一）。

【方法与结果判定】

用接种环挑取少量粪便标本，以分离划线法接种于 EMB 平板或 MCK 平板上，置于 37℃ 培养 18 ~ 24 小时，观察平板上的菌落，依据其大小、透明度和颜色等特点，初步识别可疑致病菌和非致病菌菌落。

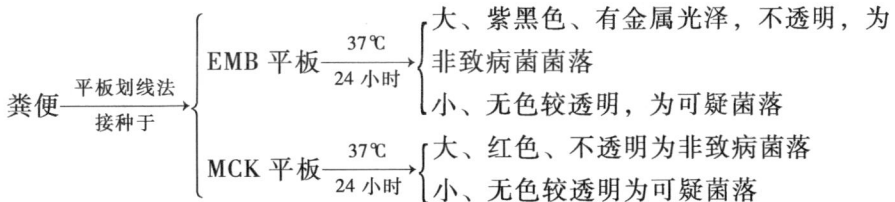

$$
粪便 \xrightarrow[\text{接种于}]{\text{平板划线法}} \left\{\begin{matrix} \text{EMB 平板} \xrightarrow[\text{24 小时}]{37℃} \left\{\begin{matrix} 大、紫黑色、有金属光泽，不透明，为非致病菌菌落 \\ 小、无色较透明，为可疑菌落 \end{matrix}\right. \\ \text{MCK 平板} \xrightarrow[\text{24 小时}]{37℃} \left\{\begin{matrix} 大、红色、不透明为非致病菌菌落 \\ 小、无色较透明为可疑菌落 \end{matrix}\right. \end{matrix}\right.
$$

3. 初步鉴定

【实验材料】

双糖铁培养基。

【方法与结果判定】

将可疑菌落接种于双糖铁培养基中，经 37℃ 培养 18 ~ 24 小时，观察培养基变化。

上层	下层	动力	H$_2$S	细菌种类
+	⊕	+	−	非致病菌
+	⊕	−	−	非致病菌
−	+	−	−	痢疾杆菌
−	+	+	+	伤寒杆菌
−	⊕	+	+	副伤寒杆菌

4. 血清学鉴定

【实验材料】

伤寒杆菌，甲、乙型副伤寒杆菌，痢疾杆菌诊断血清，载玻片，生理盐水等。

【方法与结果判定】

根据初步鉴定结果，用已知诊断血清进行玻片凝集试验，如发生凝集，即可确定。如凝集试验阴性，应复查后再定。

5. 继续鉴定

根据需要可进一步进行血清学分型，利用分子生物学手段分型或检测致病基因。

【注意事项】

（1）做分离培养时宜取脓血便接种于鉴别培养基或选择培养基上。

（2）挑取可疑菌落时，每份标本可选取 2~3 个菌落，每个菌落接种一支双糖管。

（3）玻片凝集确定后，如果需要，可保存菌种，以便进一步鉴定和研究用。

【思考题】

（1）病原性肠道杆菌分离和鉴定的基本过程是什么？

（2）病原性肠道杆菌的分类培养所用培养基的种类和特点是什么？

（3）肠道杆菌的生化反应特点是什么？

（4）病原性肠道杆菌分离和鉴定检查的取材应注意哪些问题？

（陈艳炯）

第六章

结核分枝杆菌的检测

【实验目的】

（1）掌握　结核分枝杆菌的检验程序，集菌涂片法，抗酸染色法检查。

（2）了解　结核分枝杆菌毒力试验，结核分枝杆菌的分离培养方法。

【检测程序】

结核分枝杆菌（*Mycobacterium tuberculosis*）是抗酸分枝杆菌属种的主要病原菌。目前已知对人类有致病性的有人型、牛型和非洲型结核分枝杆菌。本菌菌体细长或略带弯曲，有分枝生长的趋势。一般不易着色，一旦着色，能抵抗盐酸酒精的脱色作用。专性需氧，营养要求高，生长缓慢。分枝杆菌培养在结核病细菌学诊断上具有重要意义。近年来，随着化疗的广泛应用，结核分枝杆菌的营养代谢已发生了某些改变，致使部分结核分枝杆菌培养阴性，特别是耐药菌株的出现，L型细菌的出现，对实验动物的致病力有所下降，使得在细菌学诊断上对结核分枝杆菌培养的要求更为迫切。

结核病灶中查到结核分枝杆菌，是病原学诊断的重要依据。根据感染部位不同，可采用患者的痰液、尿液、粪便、脑脊液、胸腹水、胃液等，本节以痰液标本为例进行介绍。

结核分枝杆菌的检验程序如图6-1所示。

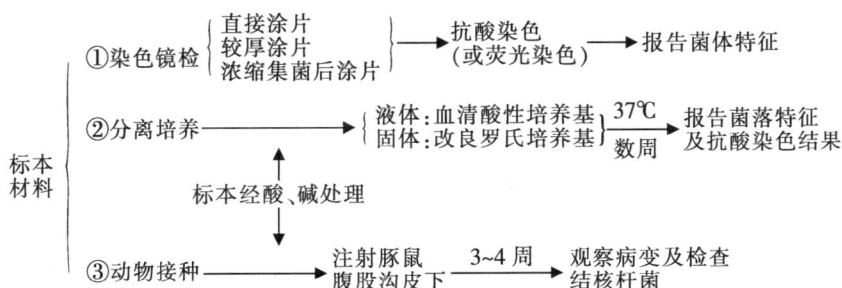

图6-1　结核分枝杆菌的检验程序

【实验内容及方法】

1. 集菌涂片法

【实验原理】

为提高临床标本中结核分枝杆菌检出率，用于染色的标本均需经过浓缩集菌处理。现以痰液标本为例，介绍结核分枝杆菌的浓缩集菌涂片法。

【实验材料】

（1）结核病患者 24 小时痰液，0.5% NaOH，二甲苯，生理盐水，0.02% 酚红指示剂

（2）三角烧瓶，玻片，接种环，酒精灯等。

【实验方法】

（1）取结核病患者 24 小时痰液 15ml，装入三角烧瓶内，加入 2 倍 0.5% NaOH 摇匀，高压灭菌或煮沸 20～30 分钟杀菌，待冷后备用。

（2）漂浮集菌：将二甲苯 2ml 加入痰液中，用力振摇 20～30 分钟，用生理盐水加至液面与瓶口齐，静置 30 分钟。取瓶口表面油状物涂片，做抗酸染色。

（3）沉淀集菌：将 0.02% 酚红指示剂 0.1ml 加入痰液中，剧烈振荡混匀，亦可置 37℃ 水浴消化 30 分钟。矫正 pH 值为 7.0，3000r/min 离心 30 分钟，弃去上清，取沉淀物涂片，抗酸染色。

2. 齐尔－尼尔森抗酸染色法

齐尔－尼尔森（Ziehl－Neelsen）抗酸染色法是国际防痨协会和肺病联合会及中国防痨协会推荐方法。

【实验原理】

结核分枝杆菌是抗酸性分枝杆菌菌属的主要致病菌。革兰氏染色阳性，菌体细长微弯，着色不匀。结核分枝杆菌对苯胺染料一般不易着色，若加温或延长时间使其着色后，再用 3% 盐酸酒精处理也不易脱色。经此法染色后，结核分枝杆菌及其他分枝杆菌呈红色，其他非抗酸菌和细胞杂质等均呈蓝色。

【实验材料】

（1）结核病患者的浓缩痰液，齐尔－尼尔森（Ziehl－Neelsen）抗酸染色液。

（2）水浴箱，载玻片，接种环，酒精灯，记号笔等。

【实验方法】

（1）用接种环沾取经处理过的结核患者痰液标本数环，滴在载物玻片中央，做成均匀涂片，反复涂抹数次以提高检出率，干燥，固定。

（2）滴加石炭酸复红染液覆盖整个涂面，置于火焰上缓缓加热至染料冒蒸

汽（切勿煮沸）时开始计时，维持约 5 分钟，加热过程随时添加染液，勿让标本干枯。或将滴加了染液的标本片置 56℃ 水浴箱中行蒸汽浴 8 ~ 10 分钟。

（3）待标本片冷却后，自来水冲洗，甩干水分。置 3% 盐酸酒精中脱色，至涂片无颜色脱出为止（约 30 秒），水洗。

（4）滴加碱性美兰染液复染 1 分钟，水洗。干燥，镜检。

【实验结果】

（1）结核分枝杆菌呈细长、微弯的红色菌体，有的可表现出分枝特征，有的菌体有多数浓染颗粒。大多分散排列，亦可见到纵向条索状排列。

（2）除细菌芽胞、原虫包囊（隐孢子虫）和真菌孢子亦呈红色外，其它细菌和细胞均呈蓝色。

（3）染色镜检能查到结核分枝杆菌者，标本中结核分枝杆菌的浓度至少在 1×10^4/ml 以上，故在染色片的镜检时应仔细观察标本片的每个区域，并非每个视野都能看到结核分枝杆菌。

3. 结核分枝杆菌的分离培养

【实验目的】

提高结核分枝杆菌生长率，提高阳性率，使少数细菌亦能长出来；早期生长，早期诊断；进一步进行药敏试验和菌型鉴定。

【实验方法】

（1）液体培养基（血清酸性培养基）：标本材料经前述处理（用酸碱处理，可液化标本，杀死杂菌，还应浓缩集菌）后接种液体培养基，35℃ 培养 3 ~ 5 周，在液体表面形成污灰、干燥、有皱褶的菌膜。取菌膜涂片做抗酸染色进行鉴定。

（2）固体培养基（改良罗氏培养基、丙酮酸钠培养基）：标本材料经前述处理后，接种于固体培养基，37℃ 培养 2 ~ 4 周，在培养基表面可形成乳白色或米黄色、不透明、粗糙颗粒状或结节状堆聚的菌落，呈现"菜花状"。

（3）快速培养检测法：无菌手续将经前述处理的标本材料涂片，置液体培养基中 35℃ 5% CO_2 培养，3 ~ 5 日后，每隔一日取出一玻片，抗酸染色镜检，可快速获得结果。

4. 动物接种——结核分枝杆菌毒力试验

【实验材料】

（1）动物：体重 200 ~ 250g 的豚鼠 2 只。

（2）结核分枝杆菌培养物或结核病患者检材（经前述处理）。

（3）注射器及消毒材料等。

【实验方法】

（1）选取结核菌素试验阴性豚鼠 2 只。

（2）吸取结核分枝杆菌菌液或检材，注入豚鼠腹股沟皮下 0.1ml。

（3）注射后每周定期检查，观察豚鼠腹股沟淋巴结是否肿大，局部变硬、化脓以及是否有体重减轻、体温升高等症状。

（4）给豚鼠做结核菌素试验，观察是否出现阳性。

（5）5~6 周后，处死豚鼠，解剖。观察淋巴结是否肿大，有无干酪样病变，肝、脾、肺等是否肿大，脏器表面有无灰白色结节病灶，取可疑病灶进行涂片抗酸染色镜检和分离培养。若为阳性结果，可报告"动物接种后 XX 天查到结核分枝杆菌感染"。如无症状及病变者，可报告阴性。

【思考题】

（1）与其他细菌相比较，结核分枝杆菌的微生物学检查有何特殊之处？

（2）收集结核病患者的标本时需注意什么？

（3）为什么需要采用抗酸染色法检查结核分枝杆菌？

（杨娥）

第七章

流感病毒的分离鉴定

【实验目的】

（1）掌握　流感病毒的分离鉴定程序，流感病毒的分离培养，鸡胚尿囊腔的接种，血球凝集试验。

（2）了解　流感患者标本的采集与处理，血凝抑制试验。

【鉴定程序】

流行性感冒病毒简称流感病毒，可引起人类流行性感冒。由于其变异快，传染性强，发病率高，易造成大流行。进行实验室流感病毒的分离培养和鉴定，不但能及时掌握流感的流行动态，对控制流行也起着很大作用。

病毒分离是流感诊断最常用和最可靠的方法之一。流感监测最主要的目的为：及时发现并抓住有意义的流感病毒新变种，尤其大流行株，用于诊断试剂的制备、疫苗的生产及疫情预报，因此，在流感诊断中任何方法都不能完全替代病毒分离这一方法。通常多用鸡胚来分离流感病毒。随着分子生物学技术的发展，发现通过鸡胚分离到的流感病毒，其抗原性与原始标本有所不同；而通过 MDCK 细胞分离出的流感病毒的抗原性与原始标本相似，另外由于"O"相病毒株的重现，MDCK 细胞对"O"相病毒株的敏感性大大超出了鸡胚的敏感性。故有条件的单位，在进行流感病毒分离时，最好同时采用鸡胚和 MDCK 细胞。而 ELISA 酶联检测和 RT – PCR 等病毒分子生物学的先进技术具有高特异高灵敏度和高准确性，成为流感病毒鉴定的有效可靠手段，使流感的诊断防制达到新水平。

流感病毒分离培养程序如图 7 –1 所示。

【实验内容及方法】

一、流感患者标本的采集与处理

（1）发病三日内的急性期患者，用 15ml 肉汤或 Hank's 液反复嗽口或咽嗽 2~3min，然后吐入试管中，亦可经装有二层纱布的无菌小漏斗过滤入原试管中。

（2）将咽嗽液置于 4℃冰箱中约 20min，待颗粒物质充分沉淀后，吸上清液

患者急性期含漱液（或咽拭子液）

↓ 抗生素处理，低温保存

鸡胚羊膜腔接种（传代病毒可接种尿囊腔）　　　　接种 MDCK 细胞

↓ 35℃ 2 天　　　　　　　　　　　7~10 天 ↓

收获羊水或尿囊液　　　　　　　　　有无细胞病变

↓ 血凝试验　　　　　　　　　　血细胞吸附

阳性　　　　　阴性　　　　　　　阳性　　　　　阴性

血凝抑制试验或　继续鸡胚接种盲传 3 代，　血凝试验　　　盲传
补体结合试验鉴定　血凝试验仍为阴性，则报
　　　　　　　告为阴性　　　　　阳性　　　　　阴性

　　　　　　　　　　　　血凝抑制试验或　盲传
　　　　　　　　　　　　补体结合试验鉴定

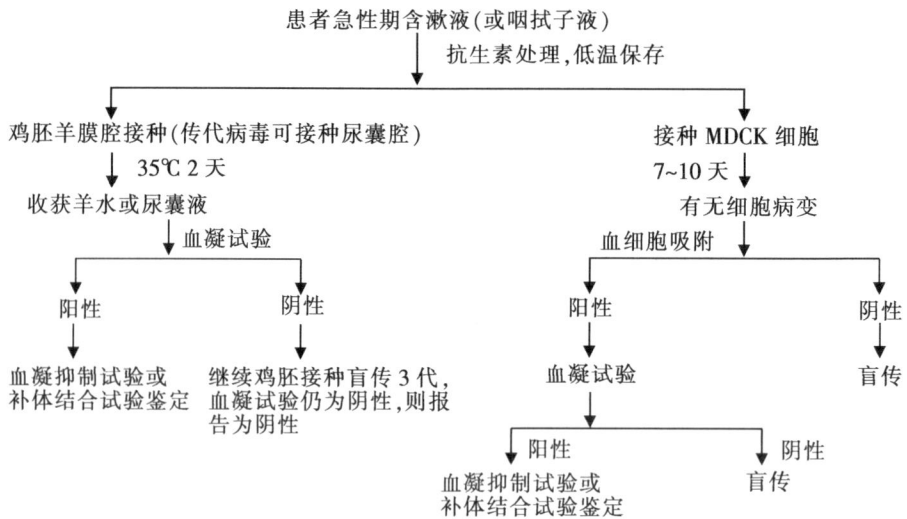

图 7 - 1　流感病毒分离培养示意图

约 2～5ml 置另一无菌试管，加入抗生素，使每毫升标本中含青霉素 1000 单位、链霉素 1000 微克。

（3）混匀后置于 4℃ 冰箱内保存备用，24h 内使用。采集或处理的样本在 2℃～8℃ 条件下保存应不超过 24h；如果需长期保存，需放置于 -70℃ 条件，但应避免反复冻融（最多冻融 3 次）。采集的样本密封后，放在加冰块的保温桶内，尽快送往实验室。

二、流感病毒的分离培养

目前实验室中多采用细胞培养来分离病毒，但流感病毒对鸡胚接种较敏感，故经常用鸡胚来分离培养流感病毒。初次采集的标本（鼻腔洗液、鼻咽拭子等），一般采用鸡胚羊膜腔接种法或羊膜腔和尿囊腔同时接种，以提高接种的阳性率。

流感病毒传代培养选用鸡胚尿囊腔接种，本试验介绍此法。

【实验材料】

（1）鸡胚：选孵育 9～11 日龄鸡胚（图 7 -2）。

（2）病毒：流感病毒悬液（根据需要进行适当稀释）。

（3）检卵箱，1ml 注射器，吸管，眼科镊子和剪刀，卵垫板，石蜡块，钢

锥，酒精灯等。

【实验方法】

（1）于检卵箱上检查鸡胚，若胚影活动，血管清晰则为活胚。用蜡笔画出胚位及气室，并在胚位旁避开血管的地方作一标记为注射部位。将鸡胚置于卵垫板上、用碘酒及酒精棉球消毒注射部位。再用烧灼后的钢锥击一小孔。

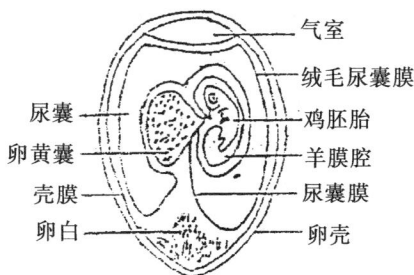

图 7-2　约 10 日龄的鸡胚结构示意图

（2）用无菌注射器吸取病毒悬液。由小孔刺入并与蛋壳成 30°夹角（图 7-3），深约 1cm，注入病毒液 0.1~0.2ml。

（3）用溶化的石蜡封住接种孔，在蛋壳上写明标本名称、日期、班级、姓名后将鸡胚置于 35℃培养箱。

（4）每日观察接种后鸡胚存活情况，24h 内死亡者弃去，48~72h 后，活胚置于 4℃冰箱过夜。

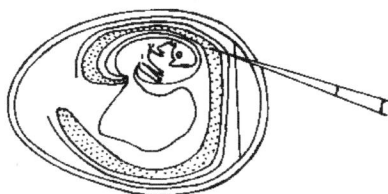

图 7-3　鸡胚尿囊腔接种示意图

（5）次日，取出 4℃过夜鸡胚，将鸡胚置于卵垫板上，用碘酒和酒精消毒气室外卵壳，用无菌眼科剪子剪去气室卵壳，用无菌尖吸管捅破壳膜及尿囊膜层吸取清亮尿囊液，置于无菌小试管内。

（6）首先对收获的尿囊液进行血凝试验，检测有无病毒。如果血凝试验阴性，则盲传三代，仍为阴性，便可以否定病毒的存在。

三、流感病毒的初步鉴定

1. 血球凝集试验

【实验原理】

某些病毒（如流感病毒、副流感病毒、腮腺炎病毒、脑炎病毒等）能选择性地凝集多种哺乳类动物和鸟类的红细胞，出现红细胞凝集现象，简称血凝现象。这是由于流感病毒表面的血凝素是糖蛋白成分，红细胞表面有糖蛋白的受体，流感病毒血凝素结合在红细胞表面的糖蛋白受体上，从而发生红细胞凝集。

【实验材料】

（1）流感病毒悬液，即收获的鸡胚尿囊液或羊水。

（2）0.5%鸡红细胞，生理盐水。

（3）1ml 吸管，橡皮乳头，小试管，试管架。

【实验方法】

（1）取小试管 10 支（或采用塑料凹孔板），于第一管加入生理盐水 0.9ml，其余各管均加入 0.25ml（表 7-1）。

（2）于第一管注入羊水或尿囊液 0.1ml，充分混匀，吸出 0.75ml，于第二管注入 0.25ml，其余 0.5ml 弃入消毒液中（切不可乱弃）。从第 2 管起对倍稀释至第 9 管。

（3）各管加入 0.5% 鸡 RBC 0.25ml，摇匀后室温静置 60min。30min、45min、60min 各观察结果一次，以 45min 结果为准。

表 7-1　血球凝集试验操作表　　　　　　　　　　ml

	试　管									
	1	2	3	4	5	6	7	8	9	10
病毒稀释度	1:10	1:20	1:40	1:80	1:160	1:320	1:640	1:1280	1:2560	对照
生理盐水	0.9	0.25	0.25	0.25	0.25	0.25	0.25	0.25	0.25	0.25
病毒悬液	0.1	0.25 弃去 0.5	0.25	0.25	0.25	0.25	0.25	0.25	0.25	弃去 0.25
0.5%鸡红血球	0.25	0.25	0.25	0.25	0.25	0.25	0.25	0.25	0.25	0.25
	摇匀后,室温下静置 30~60min									

【实验结果观察】

"-" 表示不凝集，红细胞沉积于管底，呈边缘整齐的圆盘状（图 7-4）。

"+" 表示微量凝集，红细胞沉积于管底，呈边缘不清晰的圆盘。

"++" 表示凝集，红细胞沉积于管底呈环状，四周有凝集的小块。

"+++" 大部凝集，红细胞呈颗粒状凝集，边沿有下垂趋势。

"++++" 完全凝集，红细胞呈网状平铺于管底。

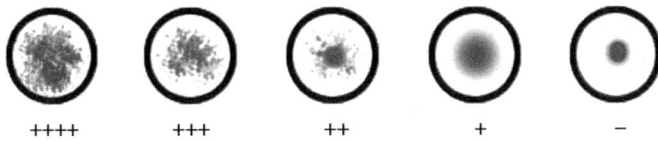

++++   +++   ++   +   −

图 7-4   血球凝集试验结果

【效价判定】

对照管应不凝集。依次观察实验管。血球凝集试验的结果以出现"++"血球凝集的最高病毒稀释度作为该尿囊液的血凝效价，即为 1 个血凝单位。例如 1:320 为"++"，则此病毒液效价为 1:320，即此稀释度时体系中含 1 个血球凝集单位。如血球凝集试验为阳性，则可进行血凝抑制试验，鉴定病毒的型和亚型。在血球凝集抑制试验中，所用的病毒量为 4 个单位，即 1:80 的病毒稀释液为 4 个凝集单位。

应用：用于检查材料中有无流感等有血凝素的病毒存在及其含量（效价）。

注：如采用微量法，应用小孔塑料板和稀释枪，总量为 75μl（病毒 25μl、生理盐水 25μl 和红细胞悬液 25μl），其余同上法。

2. 血球凝集抑制试验

【实验原理】

流感病毒表面的血凝素与相应的血凝素抗体发生特异性结合后，则不能与红细胞结合，红细胞不出现凝集现象，即为红细胞凝集抑制，简称血凝抑制。试验中若用已知抗体（病毒免疫血清），可鉴定分离病毒的型及亚型；若用已知病毒，则可测定患者血清中相应抗体。用血凝抑制试验判断病毒型别时，型特异性血清血凝抑制效价达 1:80 以上者，则可初步判定为该型病毒。用血凝抑制试验间接诊断流感病毒感染时，则双份血清的效价比较应在 4 倍以上才有诊断价值。

【实验材料】

（1）1:10 流感单价免疫血清

（2）病毒悬液

（3）鸡血球，生理盐水等

【实验方法】

（1）取小试管 10 支（也可用塑料凹孔板），1~7 管为实验管，第 8 管为抗原对照，第 10 管为血球对照（表 7-2）。

（2）于 1~9 管各注入生理盐水 0.25ml，第 10 管为 0.5ml。

（3）取 1:10 流感单价免疫血清于第 1 管及第 8 管各注入 0.25ml，从第 1 管起做对倍稀释至第 7 管。弃去 0.25ml。

（4）依照表中顺序剂量分别加入病毒和鸡血球，摇匀后在室温静置 30 ~ 60min。30min、60min 各观察结果一次，以 60min 结果为准。

【实验结果观察】

"－"表示不凝集，红细胞沉淀于管底，呈边缘整齐的圆点。

"＋"表示微量凝集。红细胞沉积于管底，呈边缘不整齐的圆盘。

"＋＋"表示凝集，红细胞沉积于管底呈环状，四周有凝集的小块。

"＋＋＋"大部凝集，红细胞呈颗粒状凝集，边沿不整齐，有下垂趋势。

"＋＋＋＋"完全凝集，红细胞均匀铺于管底。

【效价判定】

对照管第 8 管应不凝集，第 9 管应完全凝集，第 10 管应不凝血，依次观察实验管，以能完全阻止血球凝集"－"的血清最高稀释度为血凝抑制效价。

【应用】

常用于正粘病毒及副粘病毒等感染的辅助诊断和流行病学调查，并用于其分型与亚型的鉴定。

表 7－2　血球凝集抑制试验操作表　　　　　　　　　　ml

	试管									
	1	2	3	4	5	6	7	8	9	10
生理盐水	0.9	0.25	0.25	0.25	0.25	0.25	0.25	0.25	0.25	0.25
患者血清	0.1	0.25 弃去 0.5	0.25	0.25	0.25	0.25	0.25	0.25	－ 弃去 0.25	－
血清稀释度	1:10	1:20	1:40	1:80	1:160	1:320	1:640	血清对照	病毒对照	血球对照
4 单位病毒悬液	0.25	0.25	0.25	0.25	0.25	0.25	0.25	－	0.25	－
摇匀后,室温下静置 20~30min										
0.5%鸡红细胞	0.25	0.25	0.25	0.25	0.25	0.25	0.25	0.25	0.25	0.25

【附录】

1. 血凝素单位的调配

血凝抑制试验前，必须调配血凝素单位。

（1）假定"＋＋"血球凝集滴度为 1:320，则 4 个单位的病毒血凝素为 320/4 ＝ 80，即把病毒的血凝素用生理盐水稀释至 1:80。现试验中要配制 20ml 含有 4 单位血凝素的病毒悬液，则 20/80 ＝ 0.25，即 19.75ml 生理盐水中应加入病毒血凝素 0.25ml。

（2）4 个单位血凝素配制后，应检验一下是否正确，可以用 4 个单位的血凝素 0.2ml 与等量的生理盐水作倍比稀释，共稀释三个孔，即第 1 孔有 2 单位，第 2 孔为 1 单位，第 3 孔为 0.5 单位，然后在上述三个孔中加入等量 0.5% 鸡红血球悬液，混匀，置室温 45min 观察结果：第 1 孔应 ＋＋＋、第 2 孔为 ＋＋、第 3 孔为 － 或 ±。符合上述者可用于血凝抑制试验，如不符合上述结果，应加适量的血凝素或生理盐水进行调整。

2. 0.5% 鸡红细胞悬液的制备

（1）由公鸡翅膀静脉或心脏采血，以 1 份血加入 4 份 Alsever 血球保存液，迅速混合。如不立即使用则存放于 4℃ 冰箱，可保存数周之久。

（2）取抗凝鸡血加入离心管，用生理盐水洗三次，最后一次 2000r/min 离心 10min 洗涤后，根据红血球积压体积用生理盐水稀释成 0.5% 即可置于 4℃ 保存（一般不超过一星期）。

【思考题】

（1）鸡胚的哪些腔隙可用于流感病毒的培养？有何不同？

（2）进行血球凝集试验的结果分析时需要注意哪些事项？

（杨娥）

第八章

实验室生物安全

1. 生物安全

生物安全（biosafety，BS）是避免或控制生物有害因子（如病原微生物及其毒素等）直接或间接给人或动物带来伤害的意识、措施、方法的综合概念。为确保实验室的生物安全，国家有关部门自 2002 年起，先后出台了《微生物和生物医学实验室生物安全通用准则》、《实验室生物安全通用要求》、《病原生物实验室生物安全管理条例》、《生物安全实验室建筑技术规范》及《人间传染的病原微生物名录》等一系列相关的实验室安全标准的法律法规。

根据病原微生物的传染性、感染后对个体或者群体的危害程度，我国将病原微生物分为四级：

Ⅰ级　指危害性最低的病毒、细菌、真菌和寄生虫等生物因子。在通常情况下不会引起动物或者人类发病的微生物。

Ⅱ级　指中等危害性的生物因子。能够引起动物或者人类发病，但一般情况下对人、动物或者环境不构成严重危害，传播风险有限，实验室感染后很少引起严重疾病，并且具备有效治疗和预防措施的微生物。如铜绿假单胞菌、肠道杆菌、肠道病毒等。

Ⅲ级　指能够引起个体严重感染，但不易在人群中传播扩散的生物因子。对其所致的感染和疾病，可用抗生素类药物治疗，如产毒的结核分枝杆菌、炭疽芽胞杆菌、鼠疫耶氏菌、布氏菌、HIV、SARS – CoV 和 HBV 等。

Ⅳ级　指能够引个体和群体严重感染和疾病，一般难以治疗，亦无有效疫苗预防的生物病原体。如天花病毒、埃博拉病毒、马尔堡病毒等。

第Ⅲ、Ⅳ级病原微生物，统称为高致病性病原微生物。

2. 生物安全水平

生物安全水平（biosafety level，BSL）是度量生物安全的等级，目前分为四级，即 BSL1（P1）、BSL2（P2）、BSL3（P3）和 BSL4（P4），其中 BSL4 等级最高，也最安全。依据生物安全水平的等级及从事的病原微生物研究的危害程度，目前国内外的生物安全实验室也分为四级：

BSL1 实验室　基础实验室，墙面、地面应可以清洗、消毒。室内安装有洗手池。

BSL2 实验室　基础实验室，配备高压灭菌设备，着专用工作服，带乳胶手套，在生物安全柜（A2 级）内操作。

BSL3 实验室　高度安全实验室，室内分布设清洁区、半污染区及污染区，各区之间设缓冲区。需有独立的负压通风保护系统，气流方向：清洁区→半污染区→污染区。需在 B2 级生物安全柜内操作。

BSL4 实验室　最（高度）安全实验室，选址要远离人口密集区，独立建筑，周围有密封的安全隔离带。进入实验室后需着正压防护服，在 Ⅲ 型（全密封型）生物安全柜内操作。

根据卫生部颁布的《人间传染的病原微生物名录》，一般教学实验室所用微生物均属生物等级较低的 Ⅰ 级、Ⅱ 级微生物，可在与之相适应的 BSL1、BSL2 实验室中进行。

（徐纪茹）

第二篇

人体寄生虫学

RENTIJISHENGCHONGXUE

第九章

线 虫

常见的寄生于人体的线虫有：似蚓蛔线虫（*Ascaris lumbricoides*），蠕形住肠线虫（*Enterobius vermicularis*），毛首鞭形线虫（*Trichuris trichiura*），十二指肠钩口线虫（*Ancylostoma duodenale*），美洲板口线虫（*Necator americanus*）和旋毛形线虫（*Trichinella spiralis*）。

【实验目的】

（1）掌握 蛔虫卵、蛲虫卵、鞭虫卵及钩虫卵的形态特征及蛔虫、蛲虫、鞭虫和两种钩虫成虫的鉴别要点；旋毛虫幼虫囊包的结构特点；五种线虫的生活史、致病以及病原学诊断方法。

（2）了解 蛔虫、蛲虫、鞭虫、钩虫及旋毛虫的流行、分布和防治原则；旋毛虫成虫的形态结构。

【实验材料】

（1）多媒体电脑及课件（视频）。

（2）观察标本 蛔虫卵、蛲虫卵、鞭虫卵、钩虫卵及旋毛虫鼠肌压片或切片标本；两种钩虫成虫标本。

（3）示教大体标本 蛔虫、蛲虫、鞭虫及钩虫成虫及其解剖或病理标本。

（4）示教镜下标本 蛲虫、鞭虫及钩虫成虫染色标本；蛔虫卵、蛲虫卵、鞭虫卵、钩虫卵及旋毛虫鼠肌压片或切片标本；两种钩虫口囊及尾部结构显示标本；蛔虫头部及尾部结构显示标本。

【实验内容及方法】

1. 观看教学录像

观看多媒体教学录像：钩虫、蛔虫、蛲虫。

2. 讲授

讲授蛔虫、鞭虫、蛲虫和旋毛虫。

3. 观察标本

学生自行观察标本，教师指导答疑。

（1）蛔虫受精卵（福尔马林保存卵制成的涂片）　在低倍镜（10×10）下寻找，找到虫卵后，再转换至高倍镜（10×40）下仔细视察。卵呈椭圆形，较宽，棕黄色，卵壳较厚，半透明。卵壳外表有一层粗糙不平的蛋白质膜，被胆汁染为棕黄色，卵内含有一个球形卵细胞。若卵为椭圆形，则卵细胞的两端留有新月形的空隙。如粪便保存时间过长，卵内细胞可分裂成多个卵细胞，甚至已发育为蚴虫，则卵内无新月状空隙。

（2）蛔虫未受精卵（制片法同上）　多为椭圆形，较狭长，卵壳较薄，外表的蛋白质膜较薄而不均匀．卵壳内含有大小不等的屈光颗粒，与卵壳之间无新月状空隙。蛔虫未受精卵易变形，应予注意。

（3）脱蛋白膜的蛔虫受精卵　有些蛔虫卵的卵壳表面的蛋白膜脱落，卵壳呈无色透明，易与钩虫卵混淆，可借助卵壳厚薄及卵内容物等来区别。

（4）鞭虫卵（制片法同上）　较蛔虫卵小，呈腰鼓形，卵壳较厚，棕黄色，两端各有一个透明栓，卵内含有一个卵细胞，充满卵壳内。

（5）蛲虫卵（制片法同上）　低倍镜下观察，虫卵较蛔虫卵小，无色透明，两侧不对称，形如柿核状。高倍镜下观察，虫卵无色透明，一侧扁平，一侧隆起，壳稍厚，内含卷曲的蝌蚪期幼虫。

（6）钩虫卵　先在低倍镜下寻找，找到虫卵后，再转换至高倍镜下仔细观察。钩虫卵呈卵圆形，无色透明，壳薄，在新鲜粪便中，卵内含有 2~8 个已分裂的卵细胞，呈灰黄色，卵壳与卵细胞之间有明显距离。若卵细胞继续分裂，多呈桑椹状。两种钩虫虫卵在形态上不易鉴别。

注意事项：蛲虫卵和钩虫卵均无色透明，观察时光线要弱，蛲虫卵标本非粪便涂片，故无粪渣难以确定正确的焦距面，须注意。

（7）十二指肠钩虫成虫　玻片染色标本（卡红染色）用低倍镜观察。

♂：口囊位于前部顶端，为卵圆形角质组织，口囊内壁腹面（即顶端）有两对钩齿；虫体后端由于体壁向后延伸，膨大形成交合伞，其上有放射状排列的辐肋，位于背面的叫背肋，背肋在末端 1/3 处分为二支，每一支再分为三小支，即"二分三歧"；由交合伞中伸出 2 根棕褐色的交合刺、末端分开，（有时交合刺缩在虫体内）。上述口囊、交合伞背肋及交合刺可作为鉴别两种钩虫的依据（表 9-1）。

♀：口囊构造同♂，阴门开口于虫体中部略靠后，有些虫体尾部可见到尾刺。

（8）美洲钩虫　与十二指肠钩虫的主要鉴别特征如下。

♂：口囊腹侧（即顶端）为一对板齿，交合伞背肋在基部即分为二支，每支再分为二小支，即"二分二歧"。两根交合刺末端合拢形成倒钩包于膜内。

♀：口囊构造同♂；阴门开口于虫体中部略靠前，尾端无尾刺。

表 9-1　两种人体钩虫的鉴别要点

	十二指肠钩虫	美洲钩虫
体态	前端和尾端均向背侧弯曲，呈"C"形。	前端向背侧弯曲，尾端向腹侧弯曲，呈"S"形。
口囊	腹侧缘有两对钩齿	腹侧缘有一对半月形板齿
背肋	由末端分二支，每支又分三小支，故称二分三歧	由基部分二支，每支又分二小支，故称二分二歧
交合刺	两刺棕状，末端分开	一刺末端有倒钩，与另一刺联合在一起
尾刺	有	无

（9）旋毛虫幼虫（鼠肌切片）　旋毛虫幼虫寄生于横纹肌内，自行卷曲并被一膜所包绕成柠檬形囊包，囊内有幼虫断面。

4. 标本示教

（1）大体标本

1）线虫的外形　圆柱状，♀♂异体，♀较♂大，♂尾部多卷曲或膨大为交合伞。

2）线虫的内部结构　以蛔虫为代表。肉眼观察：①消化系统：呈管状，包括口腔、食道、中肠、直肠肛门（♀）或泄殖腔（♂）；②生殖系统：由一套或二套细长弯曲的小管构成，雄性生殖器官为单管型，由睾丸、输精管、储精囊及射精管几部分组成；雌性生殖器官为双管型，包括 2 个卵巢，2 个输卵管，2 个子宫及一个阴道，即♂生殖系统为单管型，♀为双管型。

3）蛔虫自然标本　蛔虫为寄生在人体肠道中最大的线虫，虫体形似蚯蚓。体表有横纹，侧线明显。♀较♂大，尾部垂直，阴门位于体腹面中部之前；♂尾部卷曲。

4）鞭虫自然标本　鞭虫外形似马鞭，前端尖细，约占虫体长的 3/5。虫体后 2/5 较粗。雌虫尾端钝圆，阴门位于虫体粗大部分的前端。雄虫尾端向腹面呈螺旋状卷曲，末端有一交合刺。

5）鞭虫寄生在肠壁上的标本　其头部钻入肠黏膜寄生，较粗的尾部悬挂于肠壁。

6）钩虫自然标本　虫体圆柱状，乳白色。十二指肠钩虫成虫的头端与尾端均向背侧弯曲，呈"C"形；美洲钩虫成虫的头端向背侧面弯曲，体部及尾端向腹侧面弯曲，呈"S"形。

7）病理标本　钩虫以口囊内的钩齿或板齿咬附在肠黏膜上。

8）蛲虫成虫自然标本　雌虫细小如线状，乳白色，长约 1 厘米，体前端两侧的角皮膨大，形成头翼。尾端尖而细长，如针状，约占体长的 1/3。

（2）镜下标本

1）蛔虫口孔及唇瓣　口孔位于虫体顶端，其周围有三个唇瓣，呈"品"字形排列，背唇较两个腹唇大。

2）蛔虫交合刺　♂后端自泄殖腔中伸出 2 根镰刀状的交合刺。

3）感染牲蛔虫卵　卵内含一幼虫（此卵通常在新鲜粪便中见不到）。

4）鞭虫成虫（卡红染色标本）　外形同自然标本，其前部内含一条很微细的咽管，管外绕有一串较大的杆状细胞。

5）十二指肠钩虫雄虫（卡红染色）　尾端具有膨大的交合伞，伞有指状辐肋，包括背肋、侧肋和腹肋；其中背肋的分枝在分类上很重要。十二指肠钩虫的背肋在远端分为二支，每支又分三小歧。两根交合刺棕黄色，末端分开。

6）美洲钩虫雄虫（卡红染色）　尾端交合伞呈扁圆形。背肋由基部分为两支，每支又分为两小支。一根交合刺末端形成倒钩状，常与另一根交合刺在末端并在一起。

7）十二指肠钩虫口囊　腹侧有两对三角形钩齿。

8）美洲钩虫口囊　腹侧有一对半月形板齿。

9）钩虫丝状蚴　口部封闭、食道延长、虫体呈"蛇"样，为钩虫感染期。

10）蛲虫雄虫染色标本　雄虫较雌虫更小，长仅 3 ~ 5 毫米，尾部向腹侧卷曲，尾端有一根交合刺。头端特征同雌虫。

11）蛔虫受精卵、蛔虫未受精卵、蛲虫卵、鞭虫卵及钩虫卵。

5. 小结

常见线虫卵的鉴别，常见线虫成虫的区别。

【思考题】

（1）蛔虫有哪些致病作用？为什么蛔虫成虫引起的多为外科并发症？其诱因是什么？

（2）鞭虫与蛔虫生活史有何不同？根据生活史及生态习性说明鞭虫为什么没有蛔虫那样流行广泛。

（3）蛲虫的诊断主要用什么方法？需要注意什么问题？

（4）钩虫与蛔虫的生活史有何异同？对人体的危害有何不同？

（5）美洲钩虫与十二指肠钩虫主要形态鉴别点是什么？

（6）钩虫病的诊断为什么可以用培养法？其与饱和盐水漂浮法各有何优缺点？

（7）根据蛲虫产卵特点分析蛲虫病在病状；病原检查、传播及预防上的特点。

（8）蛔虫、钩虫、鞭虫的寄生部位、寄生方式、营养来源特点在致病、病原检查及治疗上的意义。

（9）人是旋毛虫的什么宿主？旋毛虫的生活史与其他线虫有何不同？

（10）人是怎样感染旋毛虫的？感染后可以出现哪些病变？

【作业】

绘蛔虫受精卵、蛔虫未受精卵、鞭虫卵、蛲虫卵、钩虫卵、旋毛虫囊包图并填充线虫成虫结构图。

（张旭　程彦斌）

第十章

吸　虫

常见人体寄生吸虫有：卫氏并殖吸虫 (*Pragonimus westrmani*)，斯氏狸殖吸虫 (*Pagumogonimus skrjabini*)，华枝睾吸虫 (*Clonorchis sinensis*)，布氏姜片吸虫 (*Fasciolopsis buski*) 和日本血吸虫 (*Schistosoma japonicum*)。

【实验目的】

（1）掌握　五种吸虫卵和成虫的形态特征，卫氏并殖吸虫与斯氏并殖吸虫的形态区别；五种吸虫的生活史和致病，并熟悉其诊断方法。

（2）了解　吸虫形态及生活史的模式过程；常见五种吸虫的流行与防治。

【实验材料】

（1）多媒体电脑及课件（视频）。

（2）观察标本　肺吸虫卵、肝吸虫卵、姜片吸虫卵及日本血吸虫卵；四种吸虫成虫标本。

（3）示教大体标本　五种吸虫成虫标本、病理标本及常见中间宿主。

（4）示教镜下标本　五种吸虫卵、成虫、病理切片标本以及吸虫各期幼虫。

【实验内容及方法】

1. 观看多媒体教学录像

观看多媒体教学录像：日本血吸虫。

2. 讲授

肝吸虫和姜片吸虫。

3. 观察标本

学生自行观察标本，教师指导答疑。

（1）卫氏并殖吸虫卵（福尔马林保存的痰液沉淀虫卵制成的涂片）　在低倍镜下观察，卵呈金黄色，椭圆形，有的卵形不对称。高倍镜下观察，较姜片吸虫卵小，宽椭圆形，金黄色，卵壳厚，卵盖往往在宽的一端，盖大而清楚，但亦有缺卵盖者，卵盖的对端往往加厚。卵内含有 1 个卵细胞和 10 余个卵黄细胞。

从虫体刚排出的虫卵，卵细胞尚未分裂，界线不太清楚，被卵黄细胞围绕在卵的中部或稍前部。

（2）卫氏并殖吸虫成虫（明矾卡红染色）　在解剖镜下观察，虫体已被压平，呈椭圆形，口吸盘在前端的顶部，腹吸盘位于体中线稍偏前，两吸盘大小相等，相距较远，两支肠管各沿虫体两侧作波浪状向下延伸，末端为盲管。卵巢与子宫并列于腹吸盘之后，卵巢分5～6叶，形如指状。睾丸分枝，左右并列，约在虫体后端1/3处。卵黄腺为许多密集的卵黄滤泡所组成，分布于虫体两侧。

（3）华枝睾吸虫卵（福尔马林保存的粪便沉淀虫卵制成的涂片）　先用低倍镜观察，若在粪便残渣中发现黄褐色、形如芝麻粒样大小的虫卵，即可转换至高倍镜下观察。华枝睾吸虫卵为人体中最小的蠕虫卵，卵壳较厚，两侧对称，较窄的一端有一明显的卵盖，盖的周缘由于卵壳凸起而形成肩峰。在卵的末端有时可见一个小的突起，称为小疣或小结节。卵内含一毛蚴。

（4）华枝睾吸虫成虫（卡红染色）　在解剖镜下观察虫体形态结构。虫体呈柳叶状，狭长扁平，前端尖细，后端较钝圆，体表无棘。口吸盘位于虫体前端，腹吸盘约在虫体前1/3处，较口吸盘略小，口位于口吸盘中，后接球形而膨大的咽，咽后方为一短的食道，向后分为两支肠管，各沿虫体的一侧向下延伸，并有弯曲，末端呈盲管。虫体中部具有深红色、边缘分叶的卵巢，其上发出一支输卵管，略延长即通入膨大的卵模，其外被以梅氏腺，在卵巢的下方和前睾丸之间具有一椭圆形受精囊。棕黄色的管状子宫，由虫体中部盘曲向上，通向腹吸盘附近的生殖孔。虫体两侧有卵黄腺，由左右卵黄管在卵巢的下方合成一支卵黄总管。雄性生殖器官有两个睾丸，呈分枝状，纵列于虫体的后部1/3处，每个睾丸各发出一支输出管，约在虫体中部汇合为贮精囊，向上逐渐膨大，最后开口于生殖腔。

（5）姜片吸虫卵（福尔马林保存的粪便沉淀虫卵制成的涂片）　姜片吸虫卵为人体中最大的寄生虫卵，椭圆形，浅黄色，壳薄，卵盖小而不明显。新鲜粪便中的虫卵内，含有一个尚未分裂的卵细胞和20～40个卵黄细胞。

（6）姜片吸虫成虫（明矾卡红染色）　虫体呈叶片状，长椭圆形，背腹扁平，前端稍尖，后端钝圆。口吸盘位于虫体前端，腹吸盘呈漏斗状，较口吸盘大4～5倍，两吸盘相距甚近。咽及食管较短，肠管在腹吸盘前分为两支，各沿虫体一侧呈波浪状弯曲向下延伸，在前睾丸的前后均有较大的弯曲，末端呈盲管状。在虫体中部稍上有分枝的卵巢和椭圆形的卵模，由此向上为盘曲的子宫，开口于腹吸盘附近的生殖腔。两睾丸呈高度分枝，纵行排列，约占虫体的1/2，两输精管汇合成膨大的贮精囊，与子宫相重迭，开口于生殖腔。卵黄腺分布于虫体两侧。

（7）日本血吸虫卵（福尔马林保存的粪便沉淀虫卵制成的涂片）　先在低倍镜下寻找，找到虫卵后再转换到高倍镜下仔细观察，卵呈椭圆形，卵壳较薄，无卵盖，壳的一侧有一小棘，位于卵的中横线与顶端之间。卵内有一梨形成熟的毛蚴。

（8）日本血吸虫雄虫（卡红染色）　低倍镜下观察，虫体最前端为口吸盘，腹吸盘呈猪鼻状。自腹吸盘以下，虫体呈扁平状，两侧向腹侧面卷折，形成一条抱雌沟。生殖孔开口于腹吸盘下方。腹吸盘的后面，纵列 7 个睾丸，睾丸呈圆形或椭圆形，做串珠状排列。

（9）日本血吸虫雌虫（卡红染色）　虫体细长，圆柱状，前端纤细，后部逐渐变粗，口吸盘、腹吸盘均很小。虫体中部略后，具有一个着色较深的卵圆形卵巢，卵巢的前方为子宫，呈袋形，内含有数十至数百个虫卵，开口于腹吸盘下的生殖孔。肠管起于口吸盘后，约于腹吸盘处分为二支，于卵巢后合并为一个盲管，其两侧密布褐色的卵黄腺。在虫体后部因肠管内含有食物多呈黑色。

4. 标本示教

（1）大体标本

大体标本包括四种吸虫的自然标本以及病理标本。

1）卫氏并殖吸虫成虫自然标本　虫体肥厚，活时红褐色，半透明，能伸缩活动。福尔马林固定后变为灰白色，呈椭圆形，背突腹平，形似半片豆状。口、腹吸盘均可见。

2）川卷螺及拟钉螺　前者为卫氏并殖吸虫第一中间宿主，个体较大，螺壳棕黄色，呈塔形螺旋，壳顶常与溪石碰撞而破碎，往往脱落。后者小，似钉螺，为斯氏并殖吸虫第一中间宿主。

3）石蟹、蝲蛄　并殖吸虫的第二中间宿主。

4）卫氏并殖吸虫病理标本　虫体寄生在肺组织，形成包块，呈结节状突起，包块内有肺吸虫寄生。

5）华枝睾吸虫成虫自然标本　虫体呈柳叶状，前端稍尖，后端较钝圆，体壁较薄，固定后呈乳白色透明，可见内部结构。

6）豆螺　华枝睾吸虫的第一中间宿主，螺体中等大，新鲜时呈灰绿色，卵圆，锥形或椭圆锥形，干死后为灰白色，螺旋较少，表面光滑如豆状。

7）麦穗鱼　华枝睾吸虫的第二中间宿主，是淡水鱼的一种。

8）肝吸虫病理标本　成虫寄生于肝胆管内，胆管壁增厚。

9）姜片吸虫成虫自然标本　虫体新鲜时肉红色，经福尔马林固定后变为乳白色，虫体肥大，呈叶片状，经压后，体变薄而更显较大。在虫体前端可见漏斗状的开口，即腹吸盘。其它结构看不清楚。

10）扁卷螺　为姜片吸虫的中间宿主，呈扁盘状螺旋形，体淡黄色，半透明。夏季在稻田的水中较常见。

11）水生媒介植物　红菱、荸荠。

12）日本血吸虫成虫自然标本　雄虫乳白色，体宽而短，腹吸盘以下呈扁片状。两侧缘略向腹面卷曲，形成抱雌沟。雌虫体较细长，前细后粗，因虫体肠管内含有未消化的血色素以及卵黄腺的缘故，固定后常呈暗褐色。雌雄虫合抱时，可看到雌虫的一部分虫体在雄虫的抱雌沟内，其他部分游离在外面。

13）钉螺　为日本血吸虫的中间宿主，呈塔锥形小螺，顶端尖，外表灰褐色，深浅不一，其上有 6~8 个螺旋，有些地区的钉螺壳光滑。

14）日本血吸虫病理标本　虫卵在肝脏内纤维化，形成很多如粟粒状的小结节，布满于肝脏的表面。成虫寄生在肠系膜静脉内，透过静脉管壁可清晰地见到雌雄成虫。

（2）镜下标本

1）虫卵　除血吸虫卵外其他四种吸虫的虫卵都有卵盖，内含已发育的毛蚴或未发育的卵细胞及卵黄细胞。（肺吸虫卵标本）

2）毛蚴　体表被有纤毛，呈梨形，能在水中游动，并能钻入螺体发育。（血吸虫毛蚴染色标本）

3）胞蚴　由钻入螺体的毛蚴发育而成，起初为囊状，以后变为袋状，胞蚴体内可见不同发育程度的胚团。（血吸虫胞蚴染色标本）

4）雷蚴　外形呈长椭圆形囊状，一端有肌肉性的咽及一原始的消化道，雷蚴体内含尾蚴。（肝吸虫雷蚴染色标本）

5）尾蚴　虫体为椭圆形，有时可看到口吸盘和腹吸盘，尾部末端分叉或不分叉。（血吸虫尾蚴标本）

6）囊蚴　低倍镜下观察，囊壁厚，其内肠管盘曲状，亦可有大排泄囊。（肺吸虫囊蚴标本）

7）斯氏并殖吸虫成虫染色标本（卡红染色）　解剖镜观察，虫体呈梭形，前后狭长，宽长之比为 1:2.4~3.2。腹吸盘大于口吸盘，位于虫体前1/3处。卵巢分枝多，睾丸狭长分 4~8 支。

8）肝吸虫成虫（卡红染色）及虫卵。

9）姜片虫成虫（卡红染色）及虫卵。

10）日本血吸虫成虫（卡红染色）及虫卵。

11）日本血吸虫病患者肠黏膜病理切片标本（H. E. 染色）　在肠黏膜内聚集很多虫卵，有的成熟，有的尚未成熟。

12）卫氏并殖吸虫成虫（卡红染色）及虫卵。

5. 小结

常见吸虫卵的鉴别，常见吸虫成虫的区别。

【思考题】

（1）吸虫与线虫在生活史上有什么不同？我国人体常见的吸虫有哪几种？

（2）肝吸虫主要有哪些致病作用？

（3）肺吸虫成虫的形态特征是什么？斯氏肺吸虫和卫氏肺吸虫如何鉴别？

（4）斯氏肺吸虫与卫氏肺吸虫在生活史及致病上有何不同（哪种危害性大）？

（5）肺吸虫病为什么容易误诊？

（6）肺吸虫只寄生在肺部吗？可以用哪些排泄物来检查肺吸虫卵？除了检查排泄物外，还有什么方法可以诊断肺吸虫病？

（7）血吸虫在形态（成虫、虫卵）和生活史上与其他三种吸虫有何不同？

（8）血吸虫的主要致病阶段是哪个时期，为什么？

（9）血吸虫病主要有哪些组织器官受损害？

（10）血吸虫病地理分布有何特点？防治血吸虫病为什么要采取综合措施？

（11）试从寄生部位、保虫宿主、感染阶段、第一中间宿主、第二中间宿主、体内移行及感染方式列简表比较四种吸虫生活史的异同。

【作业】

绘四种吸虫卵图并填充吸虫结构图。

（张旭　程彦斌）

第十一章

绦虫和原虫(Ⅰ)

寄生于人体的绦虫和部分原虫常见的有：链状带绦虫（*Taenia solium*）、肥胖带吻绦虫（*Taenia saginata*）、细粒棘球绦虫（*Echinococcus granulosus*）、微小膜壳绦虫（*Hymenolepis nana*），溶组织内阿米巴（*Entamoeba histoytica*）和蓝氏贾第鞭毛虫（*Giardia lamblia*）。

【实验目的】

（1）掌握　猪带绦虫、牛带绦虫的成虫、头节、成节和孕节的区别要点及猪带囊尾蚴和虫卵的形态和特征；棘球蚴囊壁、囊内结构的形态特征、细粒棘球绦虫的生活史要点；微小膜壳绦虫卵的形态特征及微小膜壳绦虫的生活史要点；鉴别碘液染色的溶组织内阿米巴包囊、结肠内阿米巴包囊及蓝氏贾第鞭毛虫包囊；溶组织内阿米巴包囊及滋养体的形态特点。

（2）了解　细粒棘球绦虫成虫、虫卵的形态结构；四种绦虫以及两种原虫的流行与防治。

【实验材料】

（1）多媒体电脑及课件（视频）。

（2）观察标本　带绦虫卵、微小膜壳绦虫卵及棘球砂；猪带绦虫和牛带绦虫的孕节；猪带囊尾蚴；溶组织内阿米巴包囊、结肠内阿米巴包囊及蓝氏贾第鞭毛虫包囊碘染色标本。

（3）示教大体标本　四种绦虫成虫标本、病理标本。

（4）示教镜下标本　四种绦虫卵、成虫、病理切片标本以及三种原虫包囊及滋养体。

【实验内容及方法】

1. 观看多媒体教学录像

观看多媒体教学录像：细粒棘球绦虫。

2. 讲授

讲授微小膜壳绦虫和蓝氏贾第鞭毛虫。

3. 观察标本

学生自行观察标本,教师指导答疑。

(1)猪带绦虫孕节墨汁染色标本 肉眼观察节片外形、节片内子宫的分布及分支数目,必要时可用放大镜或解剖镜详细观察并计数子宫侧分支数。

(2)牛带绦虫孕节墨汁染色标本 孕节呈长方形,子宫已分支,从主干基部计算其侧分支。孕节两侧的分支数是鉴别两种绦虫的重要依据,通常猪带绦虫孕节子宫分支排列不整齐,每侧子宫侧分支数为 7~13 支,牛带绦虫孕节子宫分支排列较整齐,每侧子宫侧分支数为 15~30 支。

(3)猪带绦虫囊尾蚴染色标本 先肉眼观察用卡红染色的已经翻出头节的猪带绦虫囊尾蚴标本,然后在低倍镜下仔细观察其头节结构。

(4)带绦虫虫卵标本 先在低倍镜下寻找,发现圆形、褐色虫卵,再转高倍镜下仔细观察。带绦虫卵呈球形或近球形,直径 31~43μm,卵壳甚薄,多已缺失。镜下所见虫卵无卵壳,外被很厚的胚膜,棕黄色,具有放射状条纹,内含一个六钩蚴,新鲜虫卵的六钩蚴可见 6 个关刀状小钩。两种带绦虫卵形态相似,光镜下无法区分。

(5)棘球砂 低倍镜下可见生发囊及内含的或散落出来的原头蚴。生发囊呈圆形,是具有一层生发层囊壁的小囊,无角皮层,囊内含有十余个原头蚴。用高倍镜观察原头蚴,可见呈圆形或椭圆形结构,大小约 170μm×120μm,体内有 4 个吸盘(重叠时为 2 个),位于较钝的一端,中部有小钩,这是内陷的头节。个别原头蚴头节已经翻出,其吸盘、顶突和小钩清晰可见。

(6)微小膜壳绦虫卵 先在低倍镜下(采用较暗的光线)寻找虫卵并观察其大小、形状和颜色;然后在高倍镜下观察卵壳和卵内容物及其特征。镜下见虫卵呈圆形或椭圆形,中等大小,约 48~60μm×36~48μm,卵壳无色透明,较薄,卵内含一个六钩蚴。卵壳内有一层较厚的胚膜,胚膜两端略突起,并由此发出 4~8 根丝状物。

(7)溶组织内阿米巴包囊(碘染色) 先在低倍镜下寻找,再转换高倍镜观察。包囊为黄色,外周包围一层透明的囊壁,内含 1~4 个核,每个核的中央有一颗核仁,常可见到囊内含有棕色的糖原块和透明杆状的拟染色体。成熟包囊具四个核,拟染色体和糖原泡不易见到。

溶组织内阿米巴尔包囊与结肠内阿米巴尔包囊的形态相似,表 11-1 列出了两种包囊经碘液染色后的区别。

表 11 -1 溶组织内阿米巴包囊与结肠内阿米巴包囊碘染色的形态区别

形态特征	溶组织内阿米巴包囊	结肠内阿米巴包囊
大　小	直径 5 ~ 20μm	直径 8 ~ 30μm
形　状	圆形或类圆形	圆形或类圆形
核　数	1 ~ 4 个	多为 4 ~ 8 个
核仁位置	位于核中央	稍偏于核中央
糖原块	未成熟包囊可见糖原块	未成熟包囊可见糖原块

（8）兰氏贾第鞭毛虫包囊（碘染色）　用低倍镜找到后，再转换高倍镜仔细观察。包囊呈长椭圆形，黄绿色，囊壁厚，囊中有 2 ~ 4 个核，偏在一端，并有由鞭毛和轴柱等组成的残留物。

4. 标本示教

（1）大体标本

1）链状带绦虫（猪带绦虫）成虫液浸标本　肉眼观察，注意虫体大小、外观、颜色、透明度。虫体扁平，带状分节，乳白色，较薄，半透明。头节圆球形膨大，颈部细，链体前窄后宽。

2）肥胖带绦虫（牛带绦虫）成虫液浸标本　虫体似链状带绦虫，但较肥厚，不透明。

3）猪带绦虫囊尾蚴液浸标本　肉眼观察采自"米猪肉"的猪带绦虫囊尾蚴，注意其形态、大小、颜色、囊内结构及囊液色泽。

4）牛带绦虫囊尾蚴液浸标本　标本自病牛肌肉组织剥离。囊尾蚴呈圆形或椭圆形，乳白色，半透明，黄豆大小。囊内充满清亮的液体，壁上有一米粒大小的白点，此为内陷的幼虫头节。

肉眼观察囊尾蚴很难区分是猪带绦虫囊尾蚴还是牛带绦虫囊尾蚴。

5）猪带绦虫囊尾蚴寄生于猪心肌内标本　在心脏表面可见豆状的囊尾蚴寄生。

6）猪带绦虫囊尾蚴寄生于猪脑组织标本　在脑表面可见豆状的囊尾蚴，或在断层可见囊尾蚴寄生形成的囊腔，甚至可见位于囊壁的囊尾蚴头节。

7）猪带绦虫囊尾蚴寄生于猪肌肉组织标本　在肌纤维间可见到豆状大小的白色小泡囊，内含一个乳白色点状的头节。

8）细粒棘球绦虫成虫液浸标本　虫体小，体长仅 2 ~ 7mm，乳白色，可见虫体有 4 节结构。

9）微小膜壳绦虫成虫液浸标本 肉眼观察见虫体纤细，乳白色，长约 5～80mm，宽 0.5～1mm，链体由 100～200 个节片组成，多者可达 1000 节，所有节片宽均大于长。

（2）镜下标本

1）猪带绦虫头节染色标本 低倍镜下观察外形、吸盘、小钩的分布和特点。猪带绦虫头节呈圆球形，具有四个吸盘，顶突上有两圈小钩，大小相间排列。

2）牛带绦虫头节染色标本 牛带绦虫头节呈近方形，有四个吸盘，无顶突和小钩。

3）猪带绦虫成节染色标本 先肉眼观察节片外形、节片内生殖器官的分布及特点，然后在放大镜或解剖镜下详细观察节片内睾丸、卵巢、子宫等结构特点。

成节近方形，睾丸滤泡状，子宫呈管状，居节片中央，卵巢居节片后 1/3 中央，两大叶中夹一较小的中央小叶，共三叶。

4）牛带绦虫成节染色标本 与猪带绦虫成节相似，主要区别在于牛带绦虫成节卵巢分两叶。

5）牛带绦虫囊尾蚴染色标本 两种囊尾蚴头节与相应的成虫头节结构相似，注意两种囊尾蚴的镜下鉴别。

6）细粒棘球绦虫成虫染色标本 解剖镜或低倍镜下可见虫体分四节，头节呈梨形，具有顶突和四个吸盘，顶突上有两圈小钩；幼节、成节、孕节均为长大于宽；成节内部结构与猪带绦虫相似；孕节子宫具有不规则的分支和侧囊，其内充满虫卵。

7）棘球蚴囊壁病理切片标本（HE 染色） 低倍镜观察可见囊壁分两层，外层较厚为角皮层，无细胞结构，呈多层样结构，染色为粉红色；内层很薄为胚层，有细胞结构，染色为紫蓝色，此层上有与之相连的原头蚴和生发囊。

8）棘球蚴病理标本 寄生于牛、羊或骆驼肝脏内的棘球蚴为球形的囊状物，剥离完整的棘球蚴囊壁为乳白色，半透明，形似粉皮，厚约 1～2mm，此为角皮层及很薄的胚层。可见内含大小不等的与棘球蚴囊结构相似的囊状物，此为子囊。还能见到囊内的清亮液体，即囊液。剥离不完整的棘球蚴囊壁外有宿主的反应层，呈灰色，为纤维层。

9）微小膜壳绦虫成虫卡红染色标本 在低倍镜下可见微小膜壳绦虫成虫的特征是头节细小，呈球形，直径 0.13～0.4mm；在高倍镜下见头节上有 4 个吸盘，中央有一个顶突，可伸缩，顶突上有 20～30 个小钩，排成一圈。整个虫体的节片均为宽大于长。成节中有球形睾丸 3 个；卵巢 1 个，呈叶片状，位于节片的中下部位，其下方有卵黄腺；孕节的其他器官退化消失，只有充满虫卵的袋状子宫清晰可见。

10）溶组织内阿米巴滋养体（铁苏木素染色） 先用低倍镜观察，有疑似滋养体时，再转换高倍镜仔细观察。滋养体形状为不规则的圆形或椭圆形，内、外质区分明显，内质具有较大而均匀的颗粒，有时可见到含有染为黑蓝色的红细胞；核为圆形，核膜内的核周染粒均匀，排列整齐，核仁位于核的中央，染为黑蓝色。

11）结肠内阿米巴包囊（铁苏木素染色） 呈球形，较溶组织内阿米巴包囊大。细胞为1~8个，核周染粒粗细不均匀，排列不整齐，核仁稍大而疏松，经常偏位于中央。未成熟包囊内常有较大的糖原块。拟染色体有时可见，常呈碎片或束状。

12）溶组织内阿米巴包囊（铁苏木素染色） 先用低倍镜寻找可疑的包囊，再转换油镜观察构造。包囊呈圆形，囊壁周围常因在制作标本时收缩形成一个空白圈。囊内胞质染为灰蓝色，胞质中的糖原块在制作标本过程中被溶解为空泡，拟染色体呈黑蓝色棒状，核数为1~4个，核的构造同滋养体。

13）溶组织内阿米巴滋养体寄生在肠黏膜内的病理切片标本（HE染色）可见到在黏膜下组织形成溶解区，虫体周围呈现溶解环。在虫体内可见到一个呈车轮状的圆核。

14）兰氏贾第鞭毛虫滋养体（铁苏木素染色） 在高倍镜下观察，滋养体为倒置梨形，两侧对称，前端宽圆，向后较纤细，有一对卵圆形泡状的细胞核，核中央有明显的核仁，一对轴柱纵贯虫体，把虫体分为左右对称的两部分，沿着轴发出4对鞭毛，在轴柱的中部，有一对大而呈弧形的付基体。

15）兰氏贾第鞭毛虫包囊（铁苏木素染色） 椭圆形，外被囊壁，内含2个或4个核，核常偏一端，有轴柱和V形的付基体。

5. 小结

小结常见带绦虫卵与微小膜壳绦虫卵的区别，三种原虫滋养体、包囊的区分，以及常见绦虫的鉴别。

【思考题】

（1）绦虫的形态特征是什么？

（2）猪带绦虫与牛带绦虫在形态上有何鉴别特征？

（3）试述两种带绦虫生活史上的异同点。

（4）带绦虫有哪些致病作用？哪种带绦虫对人体的危害性大？为什么？

（5）微小膜壳绦虫的感染方式有哪几种，治疗应采取什么方案？

（6）人是细粒棘球绦虫的什么宿主？细粒棘球绦虫在地理分布上有何特点？

（7）包虫病在进行诊断和外科手术时分别应注意什么问题？如何进行术后诊断？

（8）溶组织内阿米巴包囊与结肠内阿米巴包囊如何区别？溶组织内阿米巴滋养体与包囊的区别点是什么？

（9）溶组织内阿米巴可以引起哪些病变？阿米巴的致病作用与哪些因素有关？

（10）诊断阿米巴痢疾常用什么方法？检查哪个时期，应注意什么问题？

（11）粪检发现阿米巴滋养体和包囊的意义是否相同？为什么？

（12）兰氏贾弟鞭毛虫的形态特征如何？试述兰氏贾弟鞭毛虫的致病作用及诊断方法。

【作业】

绘带绦虫卵、原头蚴、微小膜壳绦虫卵、溶组织内阿米巴包囊、结肠内阿米巴包囊和蓝氏贾弟鞭毛虫包囊图，并填充相应的寄生虫结构图。

（张旭　司开卫）

第十二章

原虫（Ⅱ）

除了阿米巴和贾第虫，常见寄生于人体的原虫还有间日疟原虫（*Plasmodium vivax*），恶性疟原虫（*Plasmodium falciparum*），杜氏利什曼原虫（*Leishmania donovani*），刚地弓形虫（*Toxoplasma gondii*）和阴道毛滴虫（*Trichomanas vaginalis*）。

【实验目的】

（1）掌握　间日疟原虫、恶性疟原虫的红内期形态特征；杜氏利什曼原虫、弓形虫（滋养体和假包囊）和阴道毛滴虫的形态特点。

（2）了解　间日疟原虫在蚊体内的发育过程；五种原虫的流行与防治。

【实验材料】

（1）多媒体电脑及课件（视频）。

（2）观察标本　间日疟原虫、恶性疟原虫的红内期各期形态，弓形虫（滋养体和假包囊），阴道毛滴虫滋养体，杜氏利什曼原虫无鞭毛体。

（3）示教镜下标本　间日疟原虫、恶性疟原虫的红内期各期形态，疟原虫子孢子，蚊胃解剖标本；弓形虫（滋养体和假包囊）；阴道毛滴虫滋养体；杜氏利什曼原虫无鞭毛体及鞭毛体。

【实验内容及方法】

1. 观看多媒体教学录像

观看多媒体教学录像：弓形虫。

2. 讲授

讲授阴道毛滴虫。

3. 观察标本

学生自行观察标本，教师指导答疑。

（1）间日疟原虫薄血膜（瑞氏染色）　用油镜寻找红细胞内各期形态，尽量多找几个期。

（2）恶性疟原虫薄血膜（瑞氏染色）　用油镜寻找配子体和环状体。

（3）杜氏利什曼原虫无鞭毛体（瑞氏染色）　用油镜观察，虫体甚小，约 $2\sim4\mu m$，呈形圆或椭圆形。细胞质呈淡蓝色（有时颜色不明显）。细胞核红色，较大，呈圆形。动基体紫红色（常较核色淡），多为棒状（有时为点状）。

（4）弓形虫滋养体（瑞氏染色）　用油镜观察，虫体小，长 $4\sim7\mu m$，最宽处 $2\sim4\mu m$，香蕉形或半月形；一端较尖，一端钝圆，一边较扁平，一边较隆；可见一红色的细胞核位于虫体中央，细胞质呈蓝色，虫体一端常见一较小的红色副核。在有核细胞内含有若干个滋养体，其整体即弓形虫假包囊。

（5）阴道毛滴虫（瑞氏染色）　用低倍镜寻找，虫体比阴道上皮细胞小，但比白细胞大，胞质呈蓝色，核紫红色。转换高倍镜仔细观察，虫体呈梨形或椭圆形，虫体前端可见到五颗排列成团的紫红色基体，自体内发出 $2\sim4$ 前鞭毛和一根后鞭毛，后鞭毛呈波状延伸与波动膜外缘相连，但一般不易见到。细胞核呈紫色卵圆形，位于虫体前1/3处。一根轴柱纵贯虫体，并在虫体后端伸出体外。

4. 原虫（Ⅱ）示教

（1）间日疟环状体　环较大，约等于红细胞直径的1/3。核一个，偶有两个，细胞质淡蓝色。红细胞内多只含一个疟原虫，偶有两个。被寄生的细胞无明显改变。

（2）间日疟滋养体　虫体增大，蓝色胞质有伪足伸出，空泡明显，故虫体形状不规则，疟色素黄棕色，呈烟丝状，分布于胞质中。被寄生的红细胞胀大，色变淡；常呈不规则圆形或多边形，其上出现鲜红色的薛氏点。

（3）间日疟原虫裂殖体前期（未成熟裂殖体）　核开始分裂成 $2\sim4$ 个时，胞质仍不规则，胞核愈多则虫体渐呈圆形，空泡消失，疟色素开始集中。被寄生红细胞仍胀大，其上有薛氏点。

（4）间日疟原虫成熟裂殖体　内含裂殖子 $12\sim24$ 个，通常为 16 个，排列不规则，疟色素集中成堆，虫体占满胀大了的红细胞。

（5）间日疟原大（雌）配子体　圆形，占满胀大的红细胞，胞质蓝色；核致密，较小，深红色，偏于一侧，疟色素分散。

（6）间日疟原虫小（雄）配子体　圆形，略大于正常红细胞，胞质蓝色而略带红；核疏松，淡红色，位于中央，疟色素分散。

（7）囊合子（卵囊）　在低倍镜下观察，蚊胃外壁上有许多卵圆形或圆形突起，即为卵囊，其内含有许多子孢子。

（8）子孢子　自按蚊唾液腺解剖出，涂于载玻片上，经瑞氏染色后，在油镜下观察，虫体纤细，呈镰刀形或梭形，胞质为蓝色，核为紫红色，位于中央。

（9）恶性疟原虫配子体　①雄性配子体呈腊肠形，两端钝圆，细胞质色蓝而略带红；核疏松、淡红色，位于中央，疟色素黄棕色，小杆状，在核周围较多。②雌性配子体呈新月形，两端较尖；胞质淡蓝色；核致密，较小，深红色，位于中央；疟色素深褐色，在核周围较多。

（10）恶性疟原虫环状体　环纤细，约等于红细胞直径 1/5，核一个，但两个核也很常见；红细胞内可含两个以上环状体；有时可见位于红细胞边缘的虫体。

注意事项：看血片时，必须严格区分疟原虫和白细胞及血小板等，疟原虫与后者的鉴别特征如下。①白细胞：粒细胞 10 ~ 15μm，圆形，核有 2 ~ 5 个分叶，质中有红或紫色颗粒；淋巴细胞 7 ~ 18μm，圆或卵圆，着色很深，胞质少，天蓝色；单核细胞 14 ~ 20μm，圆或卵圆，核肾状或马蹄形，胞质丰富，蓝色。②血小板 2 ~ 4μm，形状不规则，多突起，聚集成群，中央紫色，周围浅蓝色。③染料渣滓：无一定形态结构，大小不一。

（11）杜氏利什曼原虫前鞭毛体（培养物染色涂片）　由于鞭毛的作用，常呈“菊花形”排列。

（12）弓形虫包囊　圆或圆形，外面有一层囊壁，内含数个至数千个缓殖子或称囊殖子，直径可达 30 ~ 60μm。

5. 小结

总结间日疟原虫与恶性疟原虫外周薄血膜涂片中形态区别；弓形虫以及黑热病原虫诊断期的形态特点。

【思考题】

（1）疟原虫有几种？我国常见的有哪两种？如何从形态及生活史上鉴别这两种疟原虫？

（2）试述疟原虫在红细胞内、外期的临床意义。输血能否感染疟疾？

（3）试述疟原虫的致病作用。何谓疟疾的再燃与复发？

（4）疟疾的诊断主要用什么方法？采血的时间与发育时期的关系如何？

（5）疟疾的防治为什么要采取综合性措施？疟疾的流行为什么具有地区性、季节性？

（6）黑热病原虫有哪几个形态时期？各个时期存在于何处？

（7）黑热病原虫有哪些致病作用？诊断方法与取材部位如何？如何进行疗

效考核?

（8）试述阴道毛滴虫的寄生部位。

（9）滴虫病的发病机制如何？学习发病机制对治疗有何指导意义？

【作业】

（1）绘所见的间日疟原虫各期形态。

（2）绘恶性疟原虫的环状体和配子体。

（3）绘杜氏利什曼原虫无鞭毛体、弓形虫滋养体和阴道毛滴虫滋养体图。

（司开卫　程彦斌）

第十三章

医学节肢动物

【实验目的】

（1）掌握 三属蚊类成虫及五种蝇类的鉴别特征。

（2）了解 白蛉、蚤、虱、蜱类的基本形态。

【实验材料】

（1）多媒体电脑及课件（视频）。

（2）观察标本及示教镜下标本 蚊、蝇、白蛉、蚤、虱、蜱类标本及卡片。

【实验内容及方法】

1. 观看多媒体教学录像

观看多媒体教学录像：医学节肢动物。

2. 讲授

讲授医学节肢动物与疾病的关系。

3. 标本观察及示教

学生自行观察标本，教师指导答疑。

（1）按蚊成虫自然标本 用放大镜观察，体灰色，雌蚊触须与喙几乎等长，其上常有白环。多数按蚊翅前缘有斑点。如中华按蚊，翅前缘有两个白斑，触须上有四个白环。

（2）库蚊成虫自然标本 用放大镜观察，体多为棕黄色，雌蚊触须较喙短，其上多无白环，或仅有一个白环，翅前缘无斑点。如淡色库蚊，体棕黄色，翅前缘无白斑。

（3）伊蚊成虫自然标本 用放大镜观察，体黑色，中胸盾片上多有白斑，雌蚊触须较喙短，其上无白环，翅前缘无斑点，后足跗节多有白环。如白蚊伊蚊，体黑色，中胸盾片正中有一明显的银白色纵纹，翅前缘无斑点。

（4）蚊类生活史（瓶装自然标本） 肉眼观察卵、幼虫、蛹、成虫。

（5）舍蝇的自然标本（用放大镜观察） 体暗灰褐色，胸背具四条黑色纵条。室内常见。夏秋多见。

（6）大头金蝇自然标本（用放大镜观察）　体大，头比胸宽，两眼间的额部呈淡黄色，眼红而大，故又有红头蝇之俗称，体有金属样蓝色光泽，背部仅有细毛，以厕所为多见，盛见于夏秋季。

（7）绿蝇自然标本（用放大镜观察）　较大头金蝇小，体呈金属绿铜色，胸背部的鬃较发达，多孳生于腐物，亦产卵于人、畜的伤口而形成蝇蛆病。

（8）丽蝇自然标本（用放大镜观察）　体大多毛，胸背部黑色带青蓝色，特以腹部背面光泽较著，故又俗称为青蝇。多见于晚秋，冬、春出现于室外，如垃圾、厕所、人粪、畜粪及动物尸体上。

（9）麻蝇自然标本（用放大镜观察）　体大灰色，胸背面有三条黑纵纹，腹部有银灰与黑色构成的斑块，多孳生于人、畜粪便中，常见于野外。

（10）蝇类生活史瓶装自然标本。

（11）白蛉成虫玻片装自然标本（用小解剖镜观察）：呈腿长、体黄、眼睛黑；双翅向上、全身多毛等特点。

（12）蚤及虱的自然标本（用双目解剖镜观察）。

4. 小结

三属蚊种的区别以及五属蝇类的区分；蚊、蝇及其他节肢动物对人类的危害。

【思考题】

（1）医学昆虫的概念是什么？主要包括哪两个纲？这两个纲的主要鉴别特征是什么？

（2）学习医学昆虫的意义何在？

（3）解释完全变态、不完全变态的含意，并举例说明。

（4）昆虫传播病原体的方式有哪几种？

（5）了解昆虫的生态学对昆虫传播病原体的作用及防制有何意义？

（6）如何判定媒介昆虫？何谓虫媒病？

（7）蝇类的哪些形态结构、生态习性与传病有关？

（8）三属蚊类成虫的鉴别特征是什么？五种常见蝇类如何辨认？

（9）白蛉为什么容易消灭？

（10）蚊、蝇、蚤、白蛉各传播什么疾病？

（11）硬蜱、软蜱、恙螨各传播什么疾病？

（12）疥螨有何致病作用？传播途径如何？怎样防治疥螨？

（13）昆虫对人体的危害有哪几类？举例说明。

（司开卫　程彦斌）

第三篇

医学免疫学

YIXUEMIANYIXUE

第十四章

固有免疫功能测定

固有免疫（innate immunity）亦称非特异性免疫（non-specific immunity）或天然免疫，是在种系的进化过程中形成的，为机体抗感染免疫的第一道防线，作用广泛。固有免疫功能测定主要包括屏障作用、固有免疫细胞功能以及免疫分子补体、溶菌酶的活性测定等。

实验一　碳粒廓清实验

【实验目的】

了解碳粒廓清实验原理及检测意义。

【实验仪器和材料】

（1）小鼠：体重在 18~22g 之间，雌雄各半。

（2）1ml 注射器。

（3）印度墨汁。

（4）秒表。

（5）微量加样。

（6）0.1% Na_2CO_3 溶液。

（7）75 型分光光度计。

【实验内容和方法】

（1）小鼠尾静脉注射印度墨汁 $50\mu l/10g$ 体重。

（2）于 1min（t_1）和 5min（t_5）后，分别从眼眶静脉取血 $20\mu l$，加到 2ml 0.1% Na_2CO_3 溶液中摇匀，用 75 型分光光度计在 680nm 下比色，测定密度（以下用 OD_1 和 OD_5 来表示 1 分钟和 5 分钟所取血样的光密度），用下式计算廓清指数 K 值。

$$廓清指数\ K = \frac{(\log OD_1 - \log OD_5)}{(t_5 - t_1)} = \frac{(\log OD_1 / OD_5)}{4}$$

K 值经体重及肝脾重换算后，得吞噬指数 α 值：

吞噬指数 α = 体重/肝脾重 × K

【注意事项】

（1）印度墨汁应用生理盐水稀释 1～5 倍左右。最好经超声处理后离心，弃取沉淀物，以免凝聚的碳粒阻塞肺毛细血管，引起动物猝死。

（2）尾静脉注射要熟练，取血时动作要快速、准确。

【思考题】

碳粒廓清实验是检测哪种细胞功能的？

实验二　吞噬细胞的功能试验

巨噬细胞能吞噬鸡红细胞，中性粒细胞可吞噬多种细菌，如葡萄球菌等。将巨噬细胞和中性粒细胞分别与鸡红细胞、表皮葡萄球菌混合，孵育一定时间后涂片染色镜检；见巨噬细胞可吞噬鸡红细胞；中性粒细胞可吞噬葡萄球菌，可计算出吞噬异物的细胞数和吞噬细胞中吞入的异物数。在巨噬细胞中亦可见到鸡红细胞发生形态改变。具此可判断两类吞噬细胞的吞噬功能和消化功能，用以评价机体的免疫状态。

【实验目的】

（1）证实吞噬细胞的吞噬作用。

（2）了解机体的非特异免疫防护作用。

一、豚鼠腹腔巨噬细胞吞噬作用测定（大吞噬）

【实验仪器和材料】

（1）实验动物：豚鼠。

（2）鸡红细胞悬液：从鸡翼下静脉或心脏取血，按 1∶5 悬液比例保存于 Alsever 氏保养液中，置于 4℃ 冰箱内可用 1 个月。用前将鸡红细胞悬液用生理盐水洗 3 次，第 3 次洗涤后 2000r/min，5min，弃上清，压积细胞用生理盐水配制为 5% 鸡红细胞悬液，供大吞噬试验用。

（3）5% 淀粉肉汤溶液、姬姆萨染液、玻片、注射器等。

【实验内容和方法】

（1）取无菌 5% 淀粉肉汤溶液 5ml 注入豚鼠腹腔，常规饲养 3d；实验前 1h

再次注入豚鼠腹腔无菌 5% 淀粉肉汤溶液 5ml，然后注射 5% 鸡红细胞悬液 5ml，轻揉其腹部，使鸡血球均匀分布。

（2）在注射后 30min、1h、2h、3h，分别用注射器抽取豚鼠腹腔液推片。

（3）自然干燥后，姬姆萨染色，油镜观察。

【实验结果】

计算 100 个巨噬细胞中吞噬鸡红细胞的巨噬细胞数目及被吞噬的鸡红细胞的总数，并观察鸡红细胞的消化程度，按下列公式计算吞噬百分比和吞噬指数。

$$吞噬百分比 = \frac{吞噬鸡红细胞的巨噬细胞数}{100 个巨噬细胞} \times 100\%$$

$$吞噬指数 = \frac{100 个巨噬细胞中被吞噬鸡红细胞数}{100 个巨噬细胞} \times 100\%$$

鸡红细胞被消化的程度分 4 级：

Ⅰ级　未消化，胞质浅红或浅黄，胞核浅紫红色；

Ⅱ级　轻度消化，胞质浅黄绿色，核固缩，成紫蓝色；

Ⅲ级　重度消化，胞质淡染，胞核呈浅灰黄色；

Ⅳ级　完全消化，巨噬细胞内只见形状类似鸡红细胞大小的空泡，边缘整齐，胞核隐约可见。

二、中性粒细胞吞噬作用的测定（小吞噬）

【实验原理】

血液中的中性粒细胞有吞噬病原微生物等较小异物的能力。将新鲜血液和细菌混合，经合适的时间后涂片染色，即能观察到被吞噬到中性粒细胞内的但还没有被消化掉的细菌。

【实验仪器和材料】

白色葡萄球菌：肉汤培养液中 37℃ 培养 16 ~ 18h 待用。

新鲜抗凝人血 0.5ml。

瑞氏染液、显微镜、孵箱、玻片等。

【实验内容和方法】

吸取 0.1ml 白色葡萄球菌液加入新鲜抗凝人血 0.5ml 中，摇匀，37℃ 孵育 30min。孵育过程的前 20min，每隔 5min 轻轻振荡一次，共 4 次，后 10min 静置孵育。

孵育结束后，用毛细滴管从红细胞层表面吸取上清少许推片。

自然干燥后，滴加瑞氏染液染色 1min，再加等量蒸馏水混匀，静置 4min，水洗，晾干油镜观察。

【实验结果】

计算 100 个中性粒细胞，分别计算吞噬有细菌的中性粒细胞数目和被吞噬的细菌总数，计算吞噬百分比和吞噬指数，正常人吞噬百分比为 60%，吞噬指数大于 1。（计算方法同前）

【注意事项】

（1）血涂片应薄厚均匀适中，避免过薄或过厚。

（2）瑞氏染液染色时间不能过长以免染色过重。

实验三　血清总补体活性测定（CH50 单位测定）

【实验目的】

（1）掌握　血清总补体测定原理及计算方法。

（2）了解　血清总补体测定的实验步骤。

【实验原理】

补体能使抗体致敏的羊红细胞发生溶血反应，根据溶血程度可测定补体总活性。以溶血百分率为纵坐标，相应的血清补体量为横坐标绘图，可知在 50% 溶血附近补体的量与溶血的程度呈直线关系。因此以 50% 溶血作为终点较以 100% 溶血作为终点更为敏感。故称为 50% 溶血试验，即 CH50（50% complement hemolysis）。产生 50% 溶血所需补体的量为一个 CH50 单位。

【实验仪器和材料】

（1）待测患者血清。

（2）5% 绵羊红细胞悬液。

（3）3U/0.1ml 溶血素。

（4）pH7.2 巴比妥缓冲液或生理盐水。

（5）37℃ 水浴箱、小试管、吸管等。

【实验内容和方法】

（1）取小试管 8 支，依次编号（表 14 - 1）。

（2）1～6 管加入巴比妥缓冲液 0.2ml。

（3）于第 1 管加入待测血清 0.2ml，混匀后吸出 0.2ml 加入第 2 管，依次对倍稀释至第 6 管，从第 6 管吸取 0.2ml 弃去，此时各管血清稀释度依次为 1:2、1:4、1:8…1:64。

（4）1~6 管加入巴比妥缓冲液 0.2ml，第 7 管加 0.4ml，第 8 管加 0.5ml。

（5）1~7 管加溶血素 0.1ml。

（6）1~8 管各加绵羊红细胞 0.1ml，轻轻摇匀，置 37℃ 水浴箱 30 分钟，4℃ 冰箱过夜。

1~6 管为实验测定管；第 7 管为溶血素对照管；第 8 管为绵羊红细胞对照管。

50% 标准溶血管的配置：取 5% 绵羊红细胞 1ml，离心后弃上清，加入蒸馏水 0.5ml，使红细胞全部溶解，再加双倍（1.7%）生理盐水 0.5ml，混匀后加 5% 绵羊红细胞 1ml。混匀取此液 0.1ml 加巴比妥缓冲液 0.5ml 即为 50% 标准溶血管。

表 14-1 血清总补体活性测定操作表 ml

内容物	试 管							
	1	2	3	4	5	6	7	8
巴比妥缓冲液	0.2	0.2	0.2	0.2	0.2	0.2	—	—
待测血清	0.2	0.2	0.2	0.2	0.2	0.2	—	弃去 0.2
巴比妥缓冲液	0.2	0.2	0.2	0.2	0.2	0.2	0.4	0.5
溶血素	0.1	0.1	0.1	0.1	0.1	0.1	0.1	—
5%绵羊红细胞	0.1	0.1	0.1	0.1	0.1	0.1	0.1	0.1

【实验结果】

以 50% 溶血管为标准，肉眼依次观察，与标准管最接近者为终点管。按下式计算 1ml 血清的补体单位。

血清中补体活性单位（CH50 单位）＝1/血清总量×终点管稀释倍数

本法测得血清总补体活性的正常值为 80~160 CH50 U/ml。

【注意事项】

（1）待测血清要求新鲜，一般要求在去血后 2h 做完实验。

（2）试管口径大小一致，清洁透明，便于观察。

（3）50% 标准溶血管配置必须用同批实验用绵羊红细胞，并同时放入冰箱。

【思考题】

（1）简述血清总补体测定的实验原理。

（2）CH50 单位如何计算？

（刘如意　谢明）

第十五章

经典的抗原抗体反应

抗原抗体反应指抗原与相应抗体之间所发生的特异性结合反应。这种反应即可在体内进行，也可在体外进行。目前体外抗原抗体反应广泛应用于研究机体的免疫应答，抗原与抗体的特性以及临床疾病的辅助诊断、治疗评估等多种领域。在免疫学发展早期，由于体外检测抗原抗体反应中的抗原或抗体多来源于血清，故又称血清学检测/反应。但随着体外抗原抗体检测新方法的建立及应用范围的不断扩大，血清学反应已不能涵盖所有的体外抗原抗体反应。

体外抗原抗体反应的特点：

（1）特异性　即专一性，是抗原抗体反应的最主要特征，是指抗体与抗原在空间位置上的互补性，它受抗体的互补决定区与抗原表位在化学构成、立体构型、体积大小等方面的影响。由于抗原的复杂性，也可能会出现交叉反应，因此在检测中应尽量纯化抗原（或抗体），并对某些交叉反应结果作出谨慎的解释。

（2）比例性　抗原抗体特异性结合时，只有在抗原与抗体二者分子比例合适时反应体系才会出现肉眼可见的现象。

（3）可逆性　是指抗原抗体结合形成复合物后，在一定条件下又可解离恢复为抗原与抗体的特性。体外抗原抗体反应受多种因素的影响，如电解质、温度、酸碱度等。

实验一　凝集反应

颗粒性抗原（如细菌、红细胞等）直接与相应特异性抗体结合，在适量电解质存在条件下，出现肉眼可见的凝集现象，称凝集反应（agglutination reactions）。参加凝集反应的抗原称为凝集原，而抗体则称为凝集素。

【实验目的】

（1）掌握　体外抗原抗体反应的特点及影响因素；凝集反应概念、种类；直接和间接凝集反应的原理；间接凝集反应的应用、步骤及结果判定。

（2）了解　经典的血清学反应的种类；直接凝集反应的应用。

【实验内容】

1. 直接凝集反应

直接凝集反应包括玻片法和试管法两类。

（1）玻片凝集反应　是指在玻片上进行的直接凝集反应，主要用于抗原的定性分析，数分钟之内便可观察结果，快速、简便。常用于细菌的分型鉴定，也用于人类 ABO 血型的测定。

（2）试管凝集反应　是用定量的颗粒性抗原悬液与一系列倍比稀释的待检血清在试管中进行的凝集反应，根据试验结果判定待检血清中有无相应抗体及其效价，对血清中抗体进行半定量分析。此法目前仍常用于某些病原微生物感染的免疫学诊断，例如，诊断伤寒和副伤寒的肥达氏（Widal test）反应，诊断斑疹伤寒的外-斐氏反应（Weil - Felix test）。

2. 间接凝集反应

间接凝集反应有正向间接凝集反应和反向间接凝集反应。

将可溶性抗原（或抗体）先吸附在一种与免疫无关，一定大小的载体颗粒表面成为致敏载体颗粒，然后与相应抗体（或抗原）结合，在适量电解质存在的条件下，出现肉眼可见的特异性凝集现象，称间接凝集反应。此法敏感度比直接凝集反应高，因而广泛地应用于临床检测中。间接凝集反应中常用的载体颗粒有人"O"型红细胞、动物红细胞、活性炭或硅酸铝颗粒，聚苯乙烯乳胶微球等。

（1）正向间接血凝反应　将绵羊红细胞或人的"O"型红细胞用醛类固定（称为醛化，可改变血球表面性质，使其易于吸附蛋白质类抗原，并可长期保存使用），再将可溶性抗原吸附于醛化的血细胞上，制成抗原致敏的红细胞，当与相应的抗体结合，使红细胞被动的聚合在一起，出现肉眼可见的凝集现象，常用于检测传染病抗体或自身抗体。

（2）反向间接血凝反应　将特异性抗体吸附于醛化的红细胞上，再与相应抗原结合，在适量电解质存在条件下，红细胞被动聚集出现肉眼可见凝集现象。用于检测标本中的相应可溶性抗原。

正向间接凝集反应

【实验原理】

将绵羊红细胞或人的"O"型红细胞用醛类固定（称为醛化，可改变血球表面性质,使其易于吸附蛋白质类抗原,并可长期保存使用),再将可溶性抗原吸附于醛化的血细胞上,制成抗原致敏的红细胞,当与相应的抗体结合,使红细胞被动的聚合在一起,出现肉眼可见的凝集现象。

【实验材料】

(1)抗原制备:将伤寒杆菌接种在培养基上,37℃培养24小时,用生理盐水洗下,100℃水浴2小时,离心弃上清,稀释后备用。

(2)致敏红细胞的制备:取稀释的抗原与等体积的已醛化的2% SRBC混合,37℃水浴2小时,每隔15分钟振摇一次,取出后洗涤弃上清,稀释成0.5%备用。

(3)试管、试管架、刻度吸管、恒温水浴箱。

【实验步骤】

(1)取8支小试管排列于试管架上,依次编号。每管加入0.25ml生理盐水。于第1管内加入1:10稀释的免疫血清0.25ml混匀,倍比稀释至第7管。第8管为阴性对照(表15-1)。

(2)每管中加入0.25ml致敏绵羊红细胞,振摇试管架,使之充分混匀。

(3)将试管架静置于37℃恒温水浴箱中1小时。

表15-1 正向间接血凝试验操作程序

内容物	试 管							
	1	2	3	4	5	6	7	8
生理盐水	0.25	0.25	0.25	0.25	0.25	0.25	0.25	0.25
1:10免疫血清	0.25	0.25	0.25	0.25	0.25	0.25	0.25	弃去0.25
血清稀释倍数	1:20	1:40	1:80	1:160	1:320	1:640	1:1280	—
致敏SRBC	0.25	0.25	0.25	0.25	0.25	0.25	0.25	0.25

【结果分析】

(1)首先观察阴性对照管,应无凝集现象,管底红细胞沉积呈圆形,边缘整齐,轻轻摇动则沉积菌分散均匀呈混浊现象。

(2)观察实验管,凝集现象可根据强弱程度,分为五级:

++++ 细菌全部凝集,管底形成大片凝集物;

+++ 细菌大部分凝集,管底的片状凝集物较小而薄;

++ 约半数的细菌发生凝集,管底出现凝集环;

+ 仅有少部分细菌凝集，管底可见沉积的细菌周边有稀疏、点状的凝集物；

− 液体混浊，无凝集。

（3）血清抗体效价的判定：以出现明显凝集现象（＋＋）的血清最高稀释度作为受检血清的抗体效价。

【注意事项】

（1）红细胞需来自同一个体、批号相同，且致敏血球应新鲜配置。

（2）使用器材必须清洁，否则对结果有很大影响。

实验二 沉淀反应

沉淀反应（precipitation reactions）是指可溶性抗原与其相应的抗体在溶液中或凝胶中结合，若比例合适，可形成肉眼可见的沉淀物或沉淀线。根据沉淀反应介质和检测方法不同，将其分为液相沉淀试验、凝胶扩散试验和凝胶免疫电泳试验等三大基本类型。免疫浊度法的建立使沉淀反应检测更为微量精确、快速和自动化。

【实验目的】

掌握沉淀反应的定义、种类；琼脂单向扩散和琼脂双向扩散的原理、应用；免疫电泳、火箭电泳的原理、对流免疫电泳的原理、步骤及结果判定。

一、液相中的沉淀反应

1. 环状沉淀试验

将抗原液小心地叠加于已含抗体液的细小试管液面上，当对应的抗原与抗体相遇，在界面处形成清晰的乳白色沉淀环。此方法系 Ascoli 于 1902 年建立，为定性试验，用于检测微量抗原，如法医学中血迹的鉴定；炭疽杆菌抗原的检测等。

2. 絮状沉淀试验

将抗原溶液与相应抗体溶液在试管中混合，在电解质存在的条件下，抗原与抗体结合出现肉眼可见的絮状沉淀物。梅毒抗体的 Kahn 试验曾作为絮状沉淀的代表试验。此方法简便，但敏感度较低，易受抗原抗体分子比例的影响。可用来测定抗原抗体反应的最适比。

二、琼脂扩散试验

1. 琼脂单向扩散试验

将已知抗体混入琼脂凝胶中，待测抗原置于凝胶孔中，抗原自由扩散在孔的周围与抗体结合，在比例合适的地方形成肉眼可见的沉淀环。抗原的浓度与形成的沉淀环直径成正比。

本试验可通过已知浓度的抗原标准品绘制标准曲线来定量检测待检抗原（如图 15 −1）。

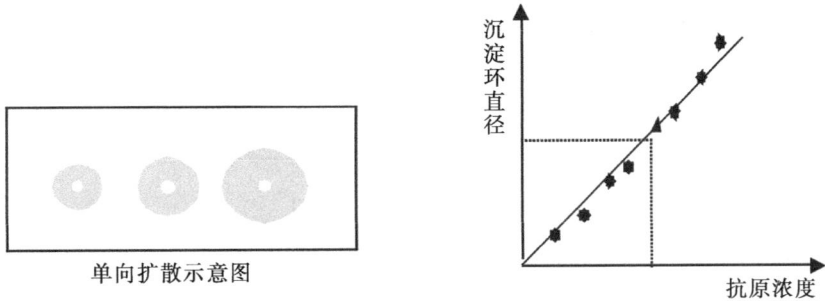

图 15 −1　单向扩散示意图

2. 琼脂双向扩散试验

将可溶性抗原和抗体置于同一琼脂凝胶板的对应孔中，两者各自在凝胶中向四周自由扩散，在抗原与抗体浓度比例合适时，彼此相遇后形成特异性的沉淀线（图 15 −2）。此试验可用于定性检测未知的抗原或抗体；半定量检测抗体的滴度；及对抗原或抗体的纯度进行测定。

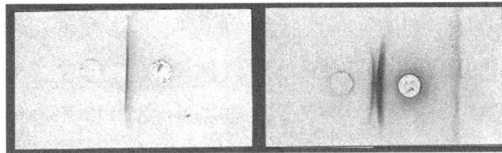

图 15 −2　双向扩散试验

三、免疫电泳技术

1. 免疫电泳

免疫电泳是在凝胶介质中将区带电泳法与免疫双扩散相结合的一种免疫化学

方法。先使血清在琼脂糖凝胶中电泳,在一定的电场强度下,由于血清中各种蛋白质的分子大小及电荷状态和电荷量不同,泳动速率也各不相同,使各自组分得到分离,然后在电泳轴的平行方向挖一长槽,加入抗血清,抗原与相应抗体扩散,相遇,在相应位置上形成肉眼可见的弧形沉淀线,根据沉淀弧的数量、位置和形态,可分析样品中所含抗原成分及性质。可用于正常情况、免疫后以及病理过程中血清蛋白的分析。

2. 火箭电泳

火箭电泳是把单向扩散技术与电泳技术结合起来。抗原在含有抗体的琼脂糖凝胶中电泳时,在电场的作用下,抗原向一个方向移动并逐步与凝胶中的相应抗体结合形成沉淀峰。沉淀峰的高度与抗原的浓度成正比(图15-3)。此方法简便、快速、敏感度高,可用于定量检测抗原(方法同单向扩散)。

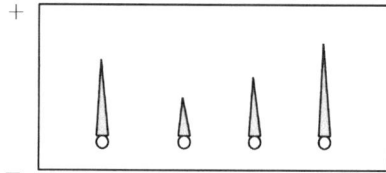

图 15-3 火箭电泳示意图

3. 对流免疫电泳

对流免疫电泳是在电场中进行的双向扩散技术,方法简便,快速。

【实验原理】

对流免疫电泳是将双向免疫扩散与电泳相结合的一种实验技术。在pH8.6的缓冲液中,蛋白质抗原带负电荷向正极泳动;而抗体大部分属于IgG,由于相对分子质量大,且暴露的极性基团较少,所以泳动慢,同时受电渗作用的影响,不移向正极反而移向负极。所谓电渗是指在电场中液体对于一个固定固体的相对运动。琼脂是一种酸性物质,在碱性溶液中带负电荷,而与它接触的溶液带正电荷,因此在电泳时液体中的离子向负极泳动产生电渗。故在电泳力和电渗的共同作用下,抗原、抗体相对移动,在最适比例处形成肉眼可见的乳白色沉淀线。

【实验材料】

1%琼脂糖,玻片或培养皿,凝胶打孔器(直径3mm),水浴箱,5μl微量加样器,抗体,抗原,电泳仪,阳性对照血清,滤纸。

【实验步骤】

（1）取一张玻璃片，用水冲洗干净后，再用少量 75% 乙醇冲洗，晾干后置于水平台备用。

（2）制备 1% 琼脂溶液，煮沸充分融化，56℃水浴中保温。

（3）吸取约 3ml 琼脂溶液铺于玻璃板上，制成所需凝胶板。

（4）等待琼脂凝固后，用打孔器成对打孔，孔径 3mm，孔间距 3mm，排距 3mm（图 15 - 4）。

（5）在孔中分别加入抗原和抗体，每孔约 5μl。

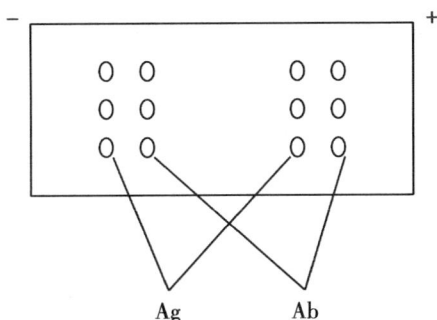

图 15 - 4　对流免疫电泳示意图

（6）在电场中电泳 30 分钟（5V/cm）。

（7）观察结果。在两孔间出现沉淀线的为阳性。

【结果分析】

本实验是定性实验，用于多种疾病的检测，如 HbsAg、AFP 等的检测，血吸虫、包虫病等抗体的测定。

实验三　中和试验

中和试验是免疫学和病毒学中常用的一种抗原抗体反应试验方法，用以测定抗体中和病毒感染性或细菌毒素的生物学效应。凡能与病毒结合，使其失去感染力的抗体又称中和抗体；能与细菌外毒素结合，中和其毒性作用的抗体称为抗毒素。中和试验可以在敏感动物体内（包括鸡胚），体外组织（细胞）培养或试管内进行。观察特异性抗体能否保护易感的实验动物免于死亡；能否抑制病毒的细胞病变效应（cytopathic effect，CPE）或中和毒素对细胞的毒性作用；以及测定抗体的其他生物学效应，例如抗链球菌溶血毒素"O"试验（简称抗"O"试验）及流感病毒血凝抑制试验等，也属于中和试验范畴。

实验四　补体结合试验

补体结合试验（complement fixation test，CFT）是经典的抗原抗体反应之一。最早在 1901 年，Bordet 和 Gengou 首先应用溶血反应作为指示系统，建立了检测抗原抗体与补体结合的方法。CFT 这一古老的免疫学方法曾广泛应用于某些传染性疾病的诊断和流行病学调查，自身抗体和肿瘤相关抗原的检测。

CFT 的原理是根据补体的作用无特异性，能与各种抗原抗体复合物结合。但当抗原与抗体不相对应时，补体则不被结合而游离存在。此时如在上述反应系统中，加入绵羊红细胞（抗原）和溶血素（抗体）系统，即可与游离的补体结合而出现溶血现象。因此，绵羊红细胞和溶血素是 CFT 的指示系统（亦称溶血系统）。试验结果根据溶血现象是否产生，即可得知检测系统中有无相应的抗原或抗体存在。

CFT 有两种不同的类型。①直接 CFT：试验原理如上述，此法可用已知抗原检测标本中的相应抗体，或用已知抗体鉴定未知抗原。②间接 CFT：用某些禽类（如鸡、鸭、鹅等）制备的抗血清，或某些疾病（如性病淋巴肉芽肿、鹦鹉热、Q 热、腮腺炎、淋巴细胞脉络丛脑膜炎等）患者的血清中常含有所谓抑制性抗体（可能是一种不完全抗体），当与相应抗原进行 CFT 时，可出现钩状效应（前带现象）或不结合补体，但却能阻止抗原与随后再加入的已知相应抗体发生结合。

【思考题】

（1）试述体外抗原抗体反应的特点及影响因素。

（2）试述直接凝集反应和间接凝集反应的异同点。

（3）正向间接凝集试验与反向间接凝集试验在原理上有何相同和不同？

（4）简述沉淀反应的种类及各自的原理。

（5）思考双向琼脂扩散试验在分析抗原纯度中的应用。

（6）何谓中和试验？有哪些方法？

（雷艳君　周晓勃）

第十六章

免疫标记技术

免疫标记技术（immunolabelling techniques）是指用荧光素、放射性同位素、酶、铁蛋白、胶体金及化学（或生物）发光剂等作为示踪物，标记抗体或抗原进行的抗原抗体反应；并藉助荧光显微镜、放射线测量仪器、酶标检测仪、电子显微镜和发光免疫测定仪等仪器，对实验结果直接观察或进行测定，可以在细胞、亚细胞、超微结构及分子水平上对抗原抗体反应进行定性、定量和定位研究。因此免疫标记技术在敏感性、特异性、精确性和应用范围等方面远远超过一般免疫血清学方法。

根据试验中所用标记物的种类和检测方法不同，免疫标记技术可分为免疫荧光技术、放射免疫技术、免疫酶标技术、免疫胶体金技术和发光免疫技术等。

实验一　免疫荧光技术

免疫荧光技术（Immunofluorescence technique）是一种以荧光物作为标记物的免疫分析技术，荧光物质分子在特定条件下吸收激发光的能量后，分子呈激发态而极不稳定，其迅速回到基态时，可以电磁辐射形式释放出所有的光能，发射出波长较照射光长的荧光。用荧光素与已知的抗体（或抗原，较少用）结合，但不影响其免疫活性，然后可将荧光素标记的抗体作为标准试剂，用于检测和鉴定未知的抗原。在荧光显微镜下可以直接观察呈现特异荧光的抗原抗体复合物。

常用的荧光素主要有下述三种：

● 异硫氰酸荧光素（FITC），最大吸收光谱为 490 ~ 495nm，最大发射光谱为 520 ~ 530nm，呈黄绿色荧光；

● 四乙基罗丹明（RB200），最大吸收光谱为 570nm，最大发射光谱为 595 ~ 600nm，呈明亮橙色荧光；

● 四甲基异硫氰酸罗丹明（TRITC），最大吸收光谱为 550nm，最大发射光谱为 620nm，呈橙红色荧光。

一、FITC 标记抗体技术

在碱性条件下，FITC 的异硫氰酸基在水溶液中与免疫球蛋白的自由氨基经碳酰氨化而形成硫碳氨基键，成为标记荧光免疫球蛋白，即荧光抗体。

目前一般实验使用的荧光抗体多为商品化试剂，不需自己合成。

二、荧光抗体染色法

【实验原理】

荧光抗体染色技术的基本原理是利用抗原抗体特异性结合的特点，用标记有荧光素的荧光抗体检测待检抗原样本，如形成抗原抗体复合物，则其在蓝紫光或紫外光照射下发出荧光，用荧光显微镜进行观察。本实验常用于测定细胞表面抗原和受体，各种病原微生物的快速检查和鉴定，组织内抗原的定性和定位研究以及各种自身抗体的检测等。经典的荧光抗体技术包括直接法、间接法和补体法。

【实验材料】

（1）抗原　呼吸道合胞病毒（RSV）（或待检标本）。

（2）细胞 Hep-2（或 Hela）细胞单层。

（3）荧光抗体 1：40 抗 RSA IgG-FITC 标记物，1：40 抗兔 IgG-FITC 标记物。

（4）中间抗血清 1：200 兔抗 RSV 免疫血清（Abt）。

【实验方法】

1. 制备抗原片

（1）RSV 感染细胞　用 RSV 感染 Hep-2 或 Hela 细胞单层培养物，在细胞未出现 CPE 前，用胰酶消化使分散，并配制成 $4 \times 10^5 \sim 6 \times 10^5$ 个/ml 细胞悬液，用吸管将细胞悬液滴加到 10 点镀膜玻片上，每个圆点上约 0.025ml，再将镀膜玻片放入二氧化碳孵箱，37 ℃培养 6～24h。培养后的玻片用 pH7.4 的 PBS 漂洗 3 次，干燥后固定。

（2）固定　将玻片放入盛有冷丙酮的洗缸中，4 ℃固定 20min，漂洗，自然干燥。

（3）抗原片的保存　固定好的抗原片最好立即进行荧光抗体染色，若必须保存时，置于低温下密闭保存备用。

2. 荧光抗体染色法

（1）直接染色法　直接使荧光抗体与玻片上的抗原反应。

1）用吸管滴加 1∶40 抗 RSV IgG – FITC 标记物，使其布满整个标本区。将玻片置湿盒中，37℃孵育 30 分钟。

2）将玻片取出，用自来水冲去多余的标记抗体液后，用 PBS 漂洗 3 次，每次 5min。最后用蒸馏水冲洗 1 次，晾干。

3）用纯度高的甘油封片，镜检。

（2）间接染色法　先使抗体与玻片上的抗原反应，再加荧光标记的抗抗体（二抗）与抗体结合。

1）用吸管吸取 1∶200 兔抗 RSV 免疫血清，滴于抗原片上，使其布满整个标本区，约 0.025ml。将玻片置湿盒 37℃孵育 30 ~ 40min，PBS 漂洗 3 次，每次 2min。

2）滴加 1∶40 抗兔 IgG – FITC 标记物于抗原片上，约 0.025ml。将玻片置湿盒 37℃孵育 30 ~ 40min，PBS 漂洗 3 次，每次 5min。标本不要太干，各染液勿混流。

3）0.02% 伊文思蓝覆盖 5min，去染液加甘油封片，镜检。

【结果判定】

荧光显微镜下所观察到的荧光图像主要以两个指标判断结果，一是形态学特征，一是荧光的亮度，必须将两者结合起来综合判断。

特异性荧光呈黄绿色，其强度用" + + + +"、" + + +"、" + +"、" +"、"–"表示。

实验二　酶联免疫吸附实验

酶联免疫吸附实验（enzyme – linked immunosorbent assay，ELISA）是一种用酶标记抗体或抗原，对相应的抗原或抗体进行测定的免疫标记技术。它利用了抗原抗体反应的高度特异性和酶促反应的高度敏感性，可敏感地检测体液中微量的特异性抗原或抗体，具有敏感性高、特异性强、操作简单、结果便于观察、可用于大规模快速检测等特点。常用的方法有直接法、间接法、夹心法和竞争法等。

常用标记酶有：辣根过氧化物酶（HRP）、碱性磷酸酶（AP）、葡萄糖氧化酶（GOD）等。

【实验目的】

（1）掌握　酶联免疫吸附实验的基本原理和实验方法。

（2）了解　各种常用免疫标记技术的原理和方法。

【实验原理】

先将用于检测特异性抗体的已知抗原结合到固相载体上，再先后加入待测抗体和酶标二抗进行反应，其间通过洗液的洗涤去除未能固化到固相载体上的成分，这样因为抗原抗体反应的特异性，就保证了只有当检测标本中含可与已知抗原特异性结合的抗体时，标记的酶才能在反应孔中存在而不被洗去，当加入酶的底物后，底物被酶催化产生有色的产物，通过目测或分光光度计检测 OD 值就可测出底物的降解量，从而推知存在于标本中的抗体量。

【实验材料】

（1）40 孔酶标板。

（2）1∶300 乙肝表面抗原溶液。

（3）1∶10 待测血清。

（4）健康人血清。

（5）HBsAg 诊断血清。

（6）辣根过氧化物酶标记羊抗人 IgG 抗体（酶标二抗）。

（7）抗原稀释液（pH9.6 碳酸盐缓冲液）。

（8）洗涤液（pH7.4 磷酸盐 - 吐温缓冲液）。

（9）血清稀释液（含 0.1% 牛血清白蛋白的磷酸盐 - 吐温缓冲液）。

（10）底物显色剂（TMB – H_2O_2 溶液）。

（11）终止液（2M H_2SO_4）。

【实验方法】

（1）包被抗原：用抗原稀释液将 HBsAg 按 1∶300 稀释成工作浓度，加入到 40 孔酶标板的 1~9 孔，每孔 0.1ml。第 10 孔加稀释液作空白对照。酶标板置湿盒内，4℃孵育过夜。

（2）洗涤：次日，甩去酶标板中液体，每孔加洗涤液至满，室温放置 5 分钟后，甩干，再加入洗涤液，重复 3 遍。目的在于去除未吸附的抗原，最后甩干。

（3）加待测血清：用血清稀释液倍比稀释待测血清，方法见表 16 – 1。

每管取 0.1ml 系列稀释的待测血清分别加入到酶标板相应的 1~7 孔内。第 8 孔加入 0.1ml 健康人血清，作阴性对照。第 9 孔加入 0.1ml HBsAg 诊断血清，作阳性对照。酶标板置湿盒内，37 ℃孵育 1h。

（4）洗涤：甩干酶标板中的液体，用洗涤液按照步骤 2 中的方法洗涤 3 遍，最后甩干。

表 16 - 1　待测血清稀释方法

小试管编号	试管						
	1	2	3	4	5	6	7
血清稀释度	0.3	0.3	0.3	0.3	0.3	0.3	0.3
1:10 待测血清	0.3	0.3	0.3	0.3	0.3	0.3	0.3
稀释度	1:20	1:40	1:80	1:160	1:320	1:640	1:1280

（5）加酶标二抗：将稀释好的酶标记羊抗人 IgG 抗体按每孔 0.1ml 加入 1 ~ 9 孔，第 10 孔仍只加 0.1ml pH7.4 磷酸缓冲液。酶标板置湿盒内，37℃孵育 1h。

（6）洗涤：同步骤（4）。

（7）加底物显色：将新配制的 TMB - H_2O_2 溶液按每孔 0.1ml 加到 1 ~ 10 孔中，置湿盒 37℃孵育或室温静置 10 ~ 15min。

（8）加终止剂一滴终止显色反应。

（9）结果判定：

第 10 孔为空白对照孔，无色，主要用于酶联免疫检测仪的调零。

第 9 孔为阳性对照，显棕黄色。

第 8 孔为阴性对照，无色（有时可因操作不精细或非特异性吸附而呈极浅的黄色）。

实验孔（1 ~ 7 孔）中结果阳性者，呈棕黄色。随着抗体量的递减，颜色也逐渐变浅。

效价孔的判定，以与阴性对照孔有显著性颜色差异的、血清稀释度最高的实验孔为效价孔，其血清稀释度即为所测抗体的效价。

【注意事项】

（1）实验操作中，注意用于不同试剂的吸管、滴管不能混用，以免发生误差而出现假阴性或假阳性结果。

（2）底物显色剂必须新鲜配制，尤其是 H_2O_2 应临用前加入。

【思考题】

（1）酶联免疫吸附实验的基本原理是什么？常用方法有哪些？

（2）酶联免疫吸附实验是否适用于对半抗原的直接检测？

（3）在间接法酶联免疫吸附实验中，为何对二抗进行酶标，而非对一抗直接标记？

（史霖）

第十七章

免疫细胞的分离技术

实验一　外周血单个核细胞的分离

【实验目的】

（1）掌握　外周血单个核细胞（PBMC）的分离原理及方法。

（2）了解　外周血单个核细胞的纯化技术。

【实验原理】

免疫细胞是泛指参与免疫应答或与免疫应答有关的细胞，包括淋巴细胞、单核/巨噬细胞及其他辅佐细胞、各种粒细胞、红细胞、肥大细胞等，其中具有单个核的细胞（包括淋巴细胞和单核细胞）被称为单个核细胞。各种免疫细胞既有分工，又有协作，共同完成免疫应答及其调控。因此，各种免疫细胞的分离及其功能测定对于了解机体的免疫状态，并对某些临床疾病的诊断、疗效观察及预后判断等也有一定意义。免疫细胞分离的方法很多，这些方法主要是根据细胞表面标志、理化性状及功能等方面的差异而设计的。目前国内外分离 PBMC 的常用方法是 Ficoll - Hypaque 密度梯度离心法，它可简便而迅速有效地分离出 PBMC。

PBMC 与血液中的其他成分存在密度差异，利用密度在 $1.077 \pm 0.001 g/ml$ 之间而且近于等渗的聚蔗糖（Ficoll）- 泛影葡胺（Urografin）分层液做密度梯度离心时，各种血液成分将按密度梯度重新分布聚集。红细胞和粒细胞比重较大，离心后沉于管底；淋巴细胞和单核细胞比重小于分层液比重，离心后漂浮于分层液的液面上。吸取分层液液面的细胞，就可从外周血中分离到单个核细胞。

【实验材料】

（1）无菌肝素溶液：用生理盐水将肝素配制成 $125 \sim 250U/ml$ 的无菌溶液，置 4℃ 下保存备用。

（2）淋巴细胞分层液：市售或自配，密度为 $1.077 \pm 0.001 g/ml$。

（3）无 Ca^{2+}、Mg^{2+} 的 Hank's 平衡盐溶液（HBSS）。

（4）完全 RPMI - 1640 培养液。

（5）锥底离心管、无菌吸管、滴管、血球计数器、倒置生物显微镜、水平离心机等。

（6）0.5% 台盼蓝染液。

【实验内容及方法】

一、外周血单个核细胞（PBMC）的分离

（1）无菌采集静脉血，注入盛有肝素的无菌小瓶中（每 1ml 全血加 0.1ml 125~250U/ml 肝素溶液），加盖后立即轻轻摇匀，使血液抗凝。

（2）用无菌吸管加入等体积的室温 HBSS，使血液等倍稀释，可降低红细胞的凝聚，提高分离效果。此步骤亦可省去。

（3）吸取淋巴细胞分层液（每 10mL 稀释血加 3~5ml 分层液）置于离心管中，然后将稀释血液沿试管壁缓慢加至分层液上面，注意保持两者界面清晰，勿使血液混入分层液内。

（4）将离心管置水平式离心机内，以 2000r/min 离心 20min，管内可分为三层：上层为血浆和 HBSS 稀释液；下层为红细胞和粒细胞；中层为淋巴细胞分离液。在上、中层交界部位的白色云雾层即为单个核细胞层。

（5）用毛细吸管轻轻插入单个核细胞层，沿管壁轻轻吸出单个核细胞；或先吸弃上层血浆和稀释液后，然后收集富含单个核细胞的云雾层。既要尽量吸取所有单个核细胞，又要避免吸取过多的分层液或血浆，以免混入其他细胞成分。

（6）将收集到的 PBMC 悬液置入另一试管中，加入 5 倍体积的 HBSS 或 RPMI - 1640，1500r/min×10min，洗涤细胞两次，可去掉大部分混杂的血小板。

（7）末次离心后，用完全 RPMI - 1640 重悬细胞。取 15μl 细胞悬液与 15μl 0.5% 台盼蓝染液混合，于血球计数板上，计数四大方格内的细胞总数。

$$单个核细胞浓度（细胞数/1ml 细胞悬液） = \frac{4 个大方格内细胞总数}{4 \times 10^4 \times 稀释倍数}$$

（8）细胞活力检测：台盼蓝染色后，其中死细胞染成蓝色，活细胞不着色。计数 200 个细胞，计算活细胞百分率，一般活性应在 95% 以上。

二、单个核细胞的纯化

1. 红细胞的去除

（1）低渗裂解法　加 1ml 蒸馏水于沉淀的 PBMC 中，轻轻振摇，不超过

1min，红细胞即低渗快速裂解，立即加入等量的1.8%氯化钠溶液恢复为等渗状态，经洗涤即可去除红细胞。

（2）氯化铵处理法　在沉淀的PBMC中加入1ml 0.83%氯化铵溶液，轻轻振摇2min，即可裂解红细胞。经洗涤即可去除红细胞。

2. 血小板的去除

（1）将PBMC悬液洗涤2~3次后，常可去除绝大部分混杂的血小板。

（2）在某些疾病状态下，外周血中血小板数量增多，常需通过胎牛血清（FCS）梯度离心才能去除过多的血小板，因FCS可让单个核细胞通过而阻止血小板通过。先将FCS（每1ml PBMC悬液加3ml FCS）加入离心管中，再将PBMC悬液（浓度 $1 \times 10^7 \sim 2 \times 10^7/ml$）缓慢加在FCS上面，保持两者界面清晰。800r/min离心15min，吸弃含血小板的上清，即可去除血小板。

【注意事项】

（1）严格无菌操作，防止血液和细胞被污染。

（2）与血液样品接触时应注意生物安全防护，避免血源性传染病。

（3）操作过程应在尽可能短的时间内完成，操作应轻柔，避免损伤细胞活性及细胞丢失。

（4）分离单个核细胞过程中，避免使用离心机"刹车"挡，以保持清晰的界面。

（5）由于其它动物的淋巴细胞比重与人不同，应使用相应比重的淋巴细胞分离液。

实验二　淋巴细胞的分离、纯化

一、PBMC中的淋巴细胞和巨噬细胞的分离纯化

外周血单个核细胞悬液除含有大量的淋巴细胞外，还混杂为数不等的多核白细胞、单核细胞及混杂的红细胞和血小板。在某些特殊实验研究中需用纯化的淋巴细胞，因此需除去混杂的其他细胞。

【实验目的】

（1）掌握　PBMC中的淋巴细胞分离纯化的基本原理及实验方法。

（2）了解　PBMC中的淋巴细胞的临床意义。

（一）分离 PBMC 中的淋巴细胞

1. 红细胞的去除

红细胞的去除可采用低渗裂解法和氯化铵处理法。

【实验材料】

（1）1.8% 氯化钠。

（2）0.83% 氯化铵溶液。

【实验方法】

（1）低渗裂解法：加 1ml 蒸馏水于沉淀的 PBMC 中，轻轻振摇，不超过 1min，红细胞即快速裂解，立即加入等量的 1.8% 氯化钠溶液恢复为等渗状态，经洗涤即可除去红细胞。

（2）氯化铵处理法：在沉淀的 PBMC 中加入 1ml 0.83% 氯化铵溶液，轻轻振摇 2min，即可裂解红细胞，经洗涤即可除去红细胞。

2. 血小板的去除

血小板的去除采用梯度离心法。

【实验材料】

胎牛血清（FCS）。

【实验方法】

（1）将 PBMC 悬液洗涤 2～3 次后，常可去除绝大部分混杂的血小板。

（2）在某些疾病状态下，外周血中血小板数量增多，常常需要通过胎牛血清（FCS）梯度离心才能去除过多的血小板，因 FCS 可让单个核细胞通过而阻止血小板通过。具体方法是：先将 FCS（每 1ml PBMC 悬液加上 3ml FCS）加入离心管中，再将 PBMC 悬液（浓度 $1 \times 10^7 \sim 2 \times 10^7$/ml）缓慢加在 FCS 上面（也可将 FCS 缓慢加在 PBMC 悬液的下面），保持两者界面清晰。在 18～20℃ 下，800r/min 离心 5min，吸弃含有血小板的上清，即可除去血小板。

3. 单核细胞的去除

单核细胞的去除可采用黏附去除法。

【实验原理】

单核细胞能黏附在塑料或玻璃的表面，而淋巴细胞则不能，由此可将单核细胞从 PBMC 悬液中分离出来。

【实验材料】

（1）完全 RPMI – 1640 培养液。

（2）台盼蓝染液。

【实验方法】

（1）先将 PBMC 悬液在 18 ~ 20℃下，1300r/min 离心 10min，弃上清，用完全 RPMI – 1640 调整细胞浓度至 2×10^6/ml。

（2）将 50ml 细胞悬液移至 150cm² 斜颈培养瓶中。

（3）在 5% CO_2 温箱中，37℃及 95% 湿度下培养 1h。

（4）将非黏附细胞吸至离心管中，再用 37℃预温的 RPMI – 1640 轻轻荡洗培养瓶，并将洗涤液收集到离心管中，在 18 ~ 20℃下，1300r/min 离心 10min。必要时可重复以上步骤，以提高分离效果。

（5）弃上清，用 5 ~ 10ml 完全 RPMI – 1640 液悬浮细胞，计数细胞，并用台盼蓝染液检查细胞活性。

此外，用针对单核细胞表面特殊标志的特异性抗体，通过免疫吸附法或免疫磁性微珠法亦可去除 PBMC 悬液中的单核细胞，且可对单核细胞进行回收利用。

【结果观察】

采用粘附法去除单核细胞后，大约 95% 的单个核细胞为淋巴细胞，活性大于 95%。

（二）分离 PBMC 中的巨噬细胞

【实验材料】

（1）完全 RPMI – 1640 培养液。

（2）台盼蓝染液。

【实验方法】

（1）用外科方法无菌摘取小鼠脾和胸腺，置于盛有预冷 RPMI – 1640 培养液（含 1% 小牛血清）的平皿中，剪去结缔组织和脂肪。用无菌注射器芯将脾或胸腺挤压通过 200 目的钢丝网，获得单个细胞。

（2）离心 2000r/min 10min，去上清液。用含 1% 小牛血清的 RPMI – 1640 培养液将细胞配成约 1×10^8 ~ 5×10^8/ml。

【实验观察】

盼蓝染色计数细胞并测定细胞活力。此时巨噬细胞活力可达 90% 以上，巨噬细胞占全部细胞的 90% 以上。

二、淋巴细胞亚群的分离纯化

淋巴细胞是极为复杂的不均一的细胞群体，它包括了许多形态相似而表面标志和功能各不相同的细胞群与亚群，包括 T 细胞、B 细胞、K 细胞、NK 细胞等，而 T 细胞和 B 细胞还可进一步分为若干亚群。从淋巴细胞中选择性分离出均质性的特殊淋巴细胞群及亚群，对深入研究免疫细胞的结构、分化过程、生物学特性与功能，以及研究某些疾病的发病机制及诊断、治疗等具有重要的理论与临床意义。目前国内外大都根据细胞的表面标志、理化性状及功能等的不同，对淋巴细胞进行选择性分离。主要方法有：Percoll 不连续密度梯度离心法、尼龙棉柱法、E 花环形成法、免疫吸附法、免疫磁性微珠（如 MACS）法、特异性细胞毒作用负选性分离法、流式细胞仪（FCM）分选法等。

（一）Percoll 不连续密度梯度离心分离法分离淋巴细胞

【实验目的】

（1）掌握　T 细胞、B 细胞分离的基本原理及实验方法。

（2）了解　T 细胞、B 细胞的临床意义。

【实验原理】

Percoll 是聚乙烯吡咯烷酮包被的硅胶混悬液的商品名，为一种无毒、无刺激性的新型密度梯度离心分离剂。Percoll 在悬液中的颗粒大小不一，在一定的离心场中可形成一定的密度梯度，使不同密度的细胞成分分布在不同的 Percoll 密度层内，借此可将不同密度的细胞成分加以分离。如可将密度较大的静止淋巴细胞与密度较小的活化淋巴细胞分离开来；也可将静止的 T 细胞或 B 细胞与单核细胞分离开来。人外周血细胞在 Percoll 混悬液中的悬浮密度（g/ml）分别为：红细胞 1.090～1.110；嗜酸性粒细胞 1.090～1.095；中性粒细胞 1.080～1.085；T 细胞或 B 细胞 1.062～1.077；NK 细胞 1.050～1.070；单核细胞 1.050～1.066；活化的淋巴细胞 1.043～1.067；血小板 1.030～1.060。

【实验材料】

（1）Percoll 混悬原液：市售或自配，密度为 1.130±0.005g/ml。

（2）PBMC 悬液或纯淋巴细胞悬液。

（3）离心管、毛细吸管、水平离心机等。

【实验方法】

（1）将 9 份 Percoll 混悬原溶液加 1 份 PBS 配制成 100% Percoll 混悬液，其

密度为 1.129g/ml。

（2）再用 PBS 将 100% Percoll 混悬液稀释成以下不同密度的 Percoll 悬液：57% Percoll 悬液，其密度为 1.073g/ml；50% Percoll 悬液，其密度为 1.066g/ml；30% Percoll 溶液，其密度为 1.043g/ml。

（3）按以下顺序分别将下列溶液逐一加入一个 10ml 离心管内：100% Percoll 悬液 1ml，57% Percoll 悬液 1.5ml，50% Percoll 悬液 1.5ml，加 50% Percoll 悬液 1.5ml，PBMC 悬液或纯淋巴细胞悬液 3~4ml。

（4）将离心管置水平式离心机内，在室温下，2000r/min 离心 20min。离心后管内将出现 4 个细胞层：第一层为活化的淋巴细胞，第二层为单核细胞，第三层为 NK 细胞，第四层为 T 细胞或 B 细胞。

（5）用毛细吸管轻轻吸取各密度梯度层中的细胞，分别移入不同的离心管中，洗涤。

【实验观察】

显微镜下计数，调细胞至所需浓度，备用。

【注意事项】

（1）可将 Percoll 溶液以 2.5% 的浓度梯度差逐层叠加于离心管内，如 55%、52.5%、50% 等。

（2）离心后，高密度的细胞将分布在 57%~100% Percoll 悬液层中，而低密度的大细胞则将分布在 50%~57% 或 30%~50% Percoll 溶液层中。一般来说，57% 以上 Percoll 溶液层可获得 T 细胞或 B 细胞，而 45%~50% Percooll 溶液层中可获得高浓度的 NK 细胞（即大颗粒淋巴细胞，LGL），由此可将不同的淋巴细胞群体进行选择性分离。

（二）尼龙棉柱分离法分离 T、B 淋巴细胞

【实验原理】

B 细胞易吸附于尼龙棉纤维表面，而 T 细胞则不易黏附，由此可分离 T、B 淋巴细胞。

【实验材料】

（1）尼龙棉柱，半透明的聚乙烯塑料软管。

（2）尼龙棉（聚酰胺纤维）。

（3）PBMC 悬液或纯淋巴细胞悬液。

（4）37℃恒温箱。

（5）含 20% 小牛血清（NCS）的 RPMI - 1640。

【实验方法】

（1）尼龙棉柱的制备　将长 12 ~ 16cm，内径 5 ~ 6mm，壁厚 0.2mm 的塑料软管的一端用烘热的钳子钳压成 45° ~ 55° 的斜角。称取 50mg 左右的尼龙棉，用 0.2mol/L 盐酸浸泡过夜，以大量蒸馏水漂洗，晾干。然后细致撕匀，浸泡在盛有 Hanks 液的平皿中，以小镊子将尼龙棉填塞于塑料软管中，并用细竹签均匀地将尼龙棉加到管底。尼龙棉柱高度为 6cm，一般可有效地滤过 20×10^6 ~ 30×10^6 个细胞。加满 Hanks 液，注意勿产生气泡。制好后可冰冻保存，用时取出融化。再将塑料软管斜角尖端剪成 1 ~ 2mm 的小切口，使管中原有的 Hank's 液流出，流速为 30 滴/min 以上，但以水滴不成线为宜。反复冲洗，最后一次以预温至 37℃，含 20% NCS 的 RPMI - 1640 洗柱。

（2）细胞过柱分离　将 0.5ml 淋巴细胞悬液（细胞浓度为 $2 \times 10^6/ml$ 或更高）加入尼龙棉柱内，平放尼龙棉柱，以细长的滴管伸入柱内近尼龙棉界面，滴加 0.2ml 预温至 37℃ 的含 20% NCS RPMI - 1640 封口，以免尼龙棉干后影响淋巴细胞活性。平置于 37℃ 温箱中孵育 30min。取出，用预温至 37℃ 的上述溶液 5 ~ 10ml 洗柱，再用 20 ~ 25ml 上述溶液充分洗去残留的 T 细胞。洗下的悬液经 2000r/min 离心 10min 后，计数细胞并调整至所需浓度，此即分离的纯 T 细胞。最后再用上述液体对尼龙棉柱反复冲洗并从上到下轻轻捏挤，直至挤完柱内残留液体，可使黏附的 B 细胞洗脱，洗下的悬液经离心后，即可得到纯 B 细胞。此法简便快速，不需特殊仪器，淋巴细胞活性不受影响，T 细胞纯度可达 90% 以上。

【思考题】

（1）简述聚蔗糖 - 泛影葡胺密度梯度离心法分离单个核细胞的原理和方法。

（2）如何去除单个核细胞中混杂的红细胞和血小板？

（王军阳）

第十八章

免疫细胞功能测定

免疫细胞是泛指参与免疫或与免疫应答有关的细胞，包括淋巴细胞、单核 – 巨噬细胞、树突状细胞、NK 细胞、NKT 细胞、γδT 细胞、B1 细胞、粒细胞、肥大细胞等。各种免疫细胞既有分工，又有协作，共同完成免疫应答及其调控。因此，各种免疫细胞的分离及其功能测定对了解其在免疫应答中的作用及相互关系有着重要的意义。免疫细胞的检测是用体外试验对机体各种参与免疫应答的细胞进行分离、纯化鉴定、计数和功能测定，藉以了解机体的免疫状态，并对某些临床疾病的诊断、疗效观察及预后判定都有一定意义。

实验一　E – 玫瑰花环试验

【实验目的】

（1）掌握　E – 玫瑰花环试验的原理及临床意义。

（2）了解　E – 玫瑰花环试验的方法。

【实验原理】

人外周血 T 淋巴细胞表面具有绵羊红细胞受体，在体外一定条件下将人淋巴细胞与绵羊红细胞两者混合，可以形成以 T 细胞为中心，周围黏附着多个绵羊红细胞的花环，此为 E 花环试验。应用最广的有总 E 花环试验（Et，t 为 total 的缩写）和活性 E 花环试验（Ea，a 为 active 的缩写）。Et 代表被检标本中 T 淋巴细胞的总数，Ea 则反映具有高亲和力绵羊红细胞受体的 T 细胞数，这部分 T 细胞的免疫学功能更能反映机体细胞免疫功能和动态变化。

E – 玫瑰花环试验主要用于了解机体细胞免疫功能。目前广泛应用于肿瘤免疫、移植免疫及免疫性疾病的研究，为某些疾病的诊断和防治提供免疫学方面的重要参考。

【实验材料】

（1）无菌肝素溶液。

（2）Hank's 液（无 Ca^{2+}、Mg^{2+}），pH 7.4～7.6。

（3）淋巴细胞分离液（市售商品）。

（4）绵羊红细胞悬液：取新鲜绵羊血以 1:1 的比例与爱氏血球保存液混合，置 4℃ 备用，2 周内使用。

（5）0.8% 戊二醛、姬姆萨染液。

（6）离心机、水浴箱、显微镜等。

【实验内容及方法】

（1）无菌抽取患者静脉血 1ml，加入含有肝素液的抗凝试管中，混匀抗凝。

（2）加 Hank's 液 1ml 于上述试管稀释血液，然后缓慢加入盛有 1ml 淋巴细胞分离液的试管中，注意保持界面清晰。

（3）2000r/min 水平离心 20min。

（4）小心吸取血浆层和分离液层之间的白色云雾状的淋巴细胞层，Hank's 液洗涤两次，最后用含 20% 小牛血清的 Hank's 液将细胞调成 1×10^6/ml。

（5）将爱氏液保存的绵羊红细胞用 Hank's 液洗涤三次，弃上清，将压积红细胞用 Hank's 液配成 1% 细胞悬液（8×10^7/ml）。

（6）Et 试验：将淋巴细胞悬液 0.1ml 和绵羊红细胞 0.1ml 混匀（细胞数合适比例为 1:100，不能低于 1:80），37℃ 水浴 10min，低速离心 500r/min，5min，再置 4℃ 2 小时或过夜。取出后弃去大部分上清，轻轻摇匀，加 0.8% 戊二醛 2 滴固定数分钟后涂片，自然干燥后加 1 滴姬姆萨染液，覆以盖玻片，高倍镜观察。凡淋巴细胞周围吸附 3 个或以上绵羊红细胞者为阳性花结细胞。

（7）Ea 试验：将淋巴细胞悬液 0.1ml 和绵羊红细胞 0.02ml 混匀（两者合适比例为 1:20），低速离心 500r/min，5min，弃去大部分上清，轻轻摇匀，加 0.8% 戊二醛 2 滴固定数分钟后涂片，其余程序同 Et 试验。

（8）E 花结形成百分率结果计算：随机计数 200 个淋巴细胞，记录其中形成花结的和未形成花结的淋巴细胞数，然后根据下列公式计算 E 花结形成百分率：

$$E \text{ 花结形成百分率} = \frac{\text{形成花结细胞数}}{（\text{形成花结细胞数} + \text{未形成花结细胞数}）} \times 100\%$$

一般正常值 Et 为 50%～70%，Ea 正常值为 25%～35%。

【注意事项】

（1）一定要用新鲜血，否则会影响细胞活性，且绵羊红细胞受体会从 T 细胞表面脱落。

（2）计数前，重悬和混匀细胞要轻柔，否则花结会散开消失。

【思考题】

（1）简述 E – 玫瑰花环试验的原理。

（2）Et 和 Ea 实验检测的意义有什么不同？

实验二　淋巴细胞增殖试验

【实验目的】

（1）掌握　淋巴细胞增殖试验的原理及 MTT 测定法。

（2）了解　淋巴细胞增殖试验形态学检查法和 ^{3}H – TdR 掺入法。

【实验原理】

T 细胞、B 细胞表面具有识别抗原的受体和有丝分裂原受体，在特异性抗原刺激下可使相应淋巴细胞克隆发生增殖。植物血凝素（PHA）和刀豆蛋白（ConA）等多克隆刺激剂可选择性地刺激 T 细胞增殖；而脂多糖（LPS）和葡萄球菌 A 蛋白（SPA）则选择性刺激 B 细胞发生增殖。当淋巴细胞在体内或体外遇到相应的有丝分裂原刺激后，可转化为淋巴母细胞，依其细胞转化程度可测定淋巴细胞的应答功能，称为淋巴细胞转化试验。

淋巴母细胞的主要特点：①形态学改变　细胞体积明显增大，为成熟淋巴细胞的 3~4 倍，核膜清晰，核染色质疏松呈网状，核内见明显核仁 1~4 个，胞浆丰富，嗜碱性，有伪足样突出，胞浆内有时可见小空泡；②细胞内核酸和蛋白质合成增加；③细胞代谢功能旺盛。

利用淋巴母细胞的不同特点，目前有多种实验方法可用于淋巴细胞转化程度的检测。根据其形态学改变，可通过体内法和体外法检测；根据细胞内核酸和蛋白质合成增加的特点，可通过 ^{3}H – TdR 掺入法检测；根据细胞代谢功能旺盛的特点，可通过 MTT 法进行检测。

【实验材料】

（1）ConA 溶液：根据 ConA 的纯度配制成最适浓度，形态学检查法一般使用的浓度为 0.3~0.5mg/ml，^{3}H – TdR 掺入法和 MTT 法一般使用的浓度为 5~10μg/ml。

（2）姬姆萨染液或瑞氏染液。

（3）1640 培养液。

（4）^{3}H – TdR（市售商品）：临用前用培养液稀释成 10μCi/ml。

（5）闪烁液：取 POPOP（1，4 双（5 - 苯基 - 2 - 恶唑基）苯 0.4g，PPO（2，5 - 二苯基恶唑）4g，将 POPOP 0.4g 加少量二甲苯，置 37℃ 水浴溶解后，再加 PPO 4g，并用二甲苯补足至 1000ml。

（6）MTT：PBS 配制成 5mg/ml 的储存液，过滤除菌后冻存。

（7）溶剂：DMSO、10% SDS 或 0.04M 的盐酸 - 异丙醇。

（8）多头细胞收集仪、玻璃纤维滤纸、样品杯，液体闪烁计数器等。

（9）玻片、计数器、显微镜、离心机和酶标仪等。

【实验内容及方法】

1. 形态学检查法

当外周血 T 淋巴细胞遇到 PHA 或 ConA 后可发生转化形成淋巴母细胞，通过采集外周血涂片染色，镜下计数 100～200 个淋巴细胞，计算其转化率。转化率高低可反映机体细胞免疫水平，因此常作为检测细胞免疫功能的指标之一。形态学方法简便易行，但结果受操作和主观因素影响较大。

（1）实验前 3 天，每只小鼠腹腔注射 ConA 0.3～0.5mg。

（2）3 天后，通过摘除小鼠眼球采集外周血，加入预先加有肝素的试管中。

（3）涂片：将一小滴抗凝血滴在玻片中央，用推片将血液涂开，自然干燥。

（4）固定：取甲醇 1～2 滴，滴在涂片上，自然干燥。

（5）染色：加姬姆萨或瑞氏染液 2 滴于涂片上，同时加 2 滴水，用吸管水平涂开，使染液均匀覆盖涂抹面，染色时间为 5～10min。

（6）用自来水细水冲洗染液，然后用吸水纸轻轻吸干玻片上的液体。

（7）显微镜观察结果，计数淋巴转化细胞，计算转化率。

转化过程中，常见的细胞类型有：淋巴母细胞、过度型淋巴母细胞、核分裂相细胞和成熟淋巴细胞等。计数时，过度型淋巴母细胞和核分裂相细胞亦作为转化细胞。

$$转化率 = \frac{转化的淋巴细胞数}{（转化的淋巴细胞数 + 未转化的淋巴细胞数）} \times 100\%$$

2. ^{3}H - TdR 掺入法

T 淋巴细胞受 ConA 或 PHA 激活后，进入细胞周期有丝分裂。当进入细胞周期 S 期时，细胞合成 DNA 量明显增加，在培养基中加入氚（^{3}H）标记的 DNA 前身物质胸腺嘧啶核苷（TdR），则 ^{3}H - TdR 被作为合成 DNA 的原料被摄入细胞，掺入到新合成的 DNA 中。根据同位素掺入细胞的量可推测淋巴细胞对刺激物的应答水平。掺入的同位素 ^{3}H 经液体闪烁测量法测出，将 ^{3}H 每分脉冲数（cpm）

加以计算，用不同公式表示结果。同位素掺入法较形态学方法更为客观、准确，重复性也好，但需一定设备条件。

（1）无菌分离淋巴细胞，用 1640 培养液调制成 $1 \times 10^6/ml$，加入 96 孔培养板，每孔 $100 \mu l$。

（2）实验孔和对照孔各设平行三孔，其中实验孔每孔加 ConA $100 \mu l$，对照孔加不含 ConA 的 1640 培养液 $100 \mu l$。37℃培养约 56h。

（3）结束培养前加入 $^3H - TdR$ $0.5 \sim 1.0 \mu Ci/$孔。

（4）继续培养 $6 \sim 12h$ 后，用多头细胞收集仪将细胞收集于玻璃纤维滤纸上。

（5）烤干后，将滤纸放入闪烁杯中，每杯加闪烁液 5ml，液闪仪测定各管 cpm。

将 ConA 刺激组和对照组各自的平均 cpm 值代入下列公式计算 ConA 刺激指数（index of stimulation，SI）

$$SI = \frac{ConA\ 刺激管的\ cpm\ 均值}{对照管的\ cpm\ 均值}$$

3. MTT 法

MTT 法（四甲基偶氮唑盐微量酶反应比色法）是 Mosmann 于 1983 年报道的。其原理是活细胞内线粒体的琥珀酸脱氢酶能将四氮唑化物（MTT）由黄色还原为蓝黑色的甲臜，后者溶于有机溶剂（如二甲基亚枫、酸化异丙醇等），甲臜产量与细胞活性成正比。可在 570nm 处用酶标仪测定其 OD 值。

（1）无菌分离淋巴细胞，用 1640 培养液调制成 $1 \times 10^6/ml$，加入 96 孔培养板，每孔 $100 \mu l$。

（2）实验孔和对照孔各设平行三孔，其中实验孔每孔加 ConA $100 \mu l$，对照孔加不含 ConA 的 1640 培养液 $100 \mu l$。37℃培养约 56h。

（3）结束培养前每孔加入 MTT $20 \mu l$。继续培养 6h 左右。

（4）培养板 2000r/min 离心 10min，弃上清。

（5）每孔加二甲基亚枫或酸化异丙醇 $100 \mu l$，轻微震荡使甲臜产物溶解。

（6）利用酶标仪在 570nm 波长测定各孔 OD 值，根据下列公式计算刺激指数。

$$SI = \frac{ConA\ 刺激管\ OD\ 均值}{对照管\ OD\ 均值}$$

【注意事项】

（1）淋巴细胞要新鲜制备，否则会影响细胞功能测定的结果。

（2）细胞培养要注意严格无菌操作，否则会导致实验失败。

（3）ConA 刺激时间要根据淋巴细胞转化情况决定，一般为 55～66h。

（4）注意放射性物质 ^3H-TdR 的安全存放、保管、使用以及废液的回收处理。

实验三　NK 细胞活性的检测

【实验原理】

NK 细胞是一种异质性，多功能的细胞群，它有抗肿瘤、抗感染和免疫调节功能，也参与移植排斥反应和某些自身免疫疾病的发生。NK 细胞对靶细胞的作用无需致敏，也没有 MHC 限制性。当 NK 细胞与靶细胞结合，杀伤并使之死亡后，靶细胞的细胞膜通透性改变，内容物释放，同时可容许胞外的大分子物质进入，据此体外测定杀伤力的方法有形态学方法、同位素释放法、酶释放法、特异性荧光染料释放法以及流式细胞术等。

同位素释放法与特异性荧光染料释放法原理相似，先用特定物质（同位素或荧光染料）标记靶细胞，然后进行效－靶相互作用。靶细胞被破坏后标记物会释放至上清。测定上清中标记物的含量即可评估杀伤的效率。形态学方法与流式法原理相似。当靶细胞被杀伤后，细胞膜通透性发生改变，允许大分子的染料或荧光染料进入胞内，使细胞着色。通过检测细胞的着色程度，测定杀伤的效率。

本次试验采用乳酸脱氢酶释放法检测 NK 细胞活性。乳酸脱氢酶（LDH）是活细胞胞浆内含酶之一。在正常情况下，不能透过细胞膜。当靶细胞受到效应细胞的攻击而损伤时，细胞膜通透性改变，LDH 可释放至介质中，释放出来的 LDH 在催化乳酸生成丙酮酸的过程中，使氧化型辅酶Ⅰ（NAD）变成还原型辅酶Ⅰ（NADH），后者再通过递氢体——吩嗪二甲酯硫酸盐（PMS）还原碘硝基氯化氮唑蓝（INT）或硝基氯化四氮唑蓝（NBT）形成有色的甲瓒化合物，在 490nm 或 570nm 波长处有一高吸收峰，利用读取的 OD 值，经过计算即可得知 NK 细胞活性。

【实验材料】

（1）靶细胞：检测人的 NK 细胞活性常用的靶细胞为体外传代细胞株 K562，检测小鼠 NK 细胞活性常用的靶细胞是 YAC－1 细胞株。

（2）效应细胞：淋巴增殖实验中分离的小鼠脾细胞，配成 $1 \times 10^7/ml$。

（3）1640 培养液。

（4）LDH 活性检测试剂盒，主要成分包括：NBT 硝基氯化四氮唑蓝、NAD

氧化型辅酶 I，PMS 吩嗪二甲酯硫酸盐、乳酸钠、柠檬酸终止液。

（5）1% NP-40：取 1ml NP-40 加去离子水 99ml。

（6）PBS pH7.4。

【实验方法】

（1）靶细胞的制备　取经 24 小时培养的靶细胞用 RPMI-1640 培养液洗涤 1 次，800r/min 离心 6min。去上清，用 RPMI-1640 培养液重悬后计数，并用 0.5% 台盼蓝染色检测活性，活性细胞应 > 95%，调整细胞浓度至 1×10^5 ml 备用。

（2）效应细胞　常规方法分离 PBMC 或小鼠脾细胞，洗涤，最后用 1640 营养液调整细胞浓度至 1×10^7/ml。（见实验二　淋巴细胞增殖试验）

（3）效-靶细胞作用：

1）将效应细胞（E）和靶细胞（T）各 0.1ml（E：T = 100：1）加入细胞培养板中，每份标本设三个复孔，同时设靶细胞自然释放对照组和最大释放对照组（0.1ml 靶细胞 +0.1ml 1% NP-40 液），低速离心 1000r/min，2min 后，置 37℃ 5% CO_2 温箱中孵育 4~6h。

效-靶细胞作用表

最大释放孔		自然释放孔（对照组）		待测标本孔（实验组）	
靶细胞　+　NP-40		靶细胞　+　1640		靶细胞　+　效应细胞	
（Yac-1）		（Yac-1）		（Yac-1）　　（脾细胞）	
100μl	100μl	100μl	100μl	100μl	100μl

2）酶促反应：从 37℃ 温箱中取出培养板，2000r/min 离心 10min，吸取各孔上清 150μl，直接检测或置于低温冰箱保存待检。

3）LDH 活性检测：依说明书进行。

【实验结果计算】

用酶联检测仪或比色计在 440nm 波长下读各孔 OD 值，并计算 NK 细胞活性。

$$NK 细胞活性（\%）= \frac{实验组 OD 值 - 自然释放对照组 OD 值}{最大释放对照组 OD 值 - 自然释放对照组 OD 值} \times 100\%$$

【注意事项】

（1）无论采用何种试验方法，靶细胞的质量是影响细胞标记率、自然释放率及实验稳定性的重要因素。一般要求靶细胞的自然释放率 <10% ~15%。

（2）最适效靶比可能在不同实验中不同，需通过预实验摸索。本实验采用效靶细胞比率为 100:1，如大于 100，其自然杀伤率不再呈对数增加，且标本用量过大。

（3）标记的靶细胞不宜放置过久，因随时间的延长死亡细胞增多，自然释放率不准确。

（4）吸取细胞培养上清时，应尽可能不吸动沉淀的细胞。

【思考题】

（1）简述淋巴细胞增殖试验的原理。

（2）简述 MTT 法测定淋巴细胞增殖的原理和方法。

（3）比较淋巴细胞增殖试验三种测定方法的优缺点。

（王军阳 任会勋）

第十九章

细胞因子的检测

细胞因子在免疫应答的调节和效应中起着重要作用，其水平的高低直接反映机体的免疫状况及与各种疾病的关系，因而细胞因子的检测受到重视。

检测方法主要分三类：细胞生物学活性检测法；免疫学标记技术法，常用 ELISA；分子生物学方法，常用逆转录 PCR 检测细胞因子的 mRNA 转录的情况。这三类检测方法各有优缺点，在目前尚不能相互替代。

实验一 白细胞介素 –2 生物学活性测定

【实验目的】

了解 白细胞介素 –2（IL –2）生物学活性测定的原理及检测的临床意义。

【实验原理】

IL –2 主要是活化的 Th 细胞产生的淋巴因子，在淋巴细胞增殖分化过程中起非常重要的作用。IL –2 活性测定基于 IL –2 能维持 IL –2 依赖细胞的代谢和存活，促进这类细胞的增殖。细胞在增殖时能量代谢活跃，可产生大量的能量以供合成多种大分子物质和细胞分裂所需，能量代谢的水平与细胞合成 DNA 水平基本平行。因此，测定细胞能量代谢的水平可以间接地反映细胞增殖情况。

MTT（四甲基偶氮唑盐）是一种淡黄色的水溶性化合物，活细胞（特别是增殖期的细胞）通过线粒体能量代谢过程中的琥珀酸脱氢酶的作用，使淡黄色的 MTT 分解产生蓝色结晶状甲瓒沉积于细胞内或细胞周围，且形成甲瓒的量与细胞增殖程度呈正比，甲瓒经 SDS 作用后可溶解显色。溶解液的光密度值与细胞代谢及 IL –2 活性正相关。

【实验材料】

（1）试剂 1640 培养液（完全）、IL –2 标准品、待测 IL –2 样品、CTLL –2 细胞株、MTT 溶液（5mg/ml）、10% SDS。

（2）器材 96 孔细胞培养板、多头细胞收集器、微量加样器、CO_2 孵箱、酶标仪。

【实验方法】

（1）制备 CTLL－2 细胞悬液　取生长旺盛的 CTLL－2 细胞，用 1640 培养液将细胞洗 3 次，用完全 1640 培养液配成 2×10^5/ml 细胞悬液。

（2）稀释样品和标准品　将待测样品和标准 IL－2 用完全 1640 培养液做一定的倍比稀释。

（3）加样与检测　向 96 孔细胞培养板内加入不同稀释度的样品和标准品（50μl/孔），每稀释度 3 个复孔，并设细胞对照。再向各孔加入 50μl 细胞悬液，混匀，置 5% CO_2 37℃培养 36h，每孔加入 MTT 溶液 20μl CO_2 孵育 6～8h 后，每孔再加 10% SDS100μl，充分混匀，37℃孵箱放置 30min（使甲臜全溶解）。在酶联仪上选波长 570nm 测定 OD 值，将待测样品的 OD 值与标准品 OD 值比较后，求得待测样品的 IL－2 活性单位。

【实验结果】

将各稀释度的 OD 值按照样品最大增殖 OD 值的百分比换算成概率单位，可将原来呈 S 形的曲线转换成为直线。根据这些点的数据求出各直线的回归方程。再从回归方程求出各样品达 50% 最大增殖时的稀释度，而后按下列公式求出待测样品 IL－2 的活性单位。

$$x = \frac{d}{D} \times a$$

式中：x 为待测样品 IL－2 活性单位，U/ml；a 为标准参考样品 IL－2 的活性单位，U/ml；d 为待测样品达 50% 最大增殖的稀释度；D 为标准参考样品在 50% 最大增殖的稀释度。

【注意事项】

（1）MTT 液要现配现用，避免光照，若有蓝色颗粒需过滤后再用。

（2）生物学测定法敏感性高，特异性强，所测的 IL－2 是具有生物活性的 IL－2，而不像免疫学测定法所测定免疫反应性 IL－2 蛋白，因此测定的条件和要求要严格按规程。

实验二　ELISA 法测定小鼠血清中的 IL-6 的含量

【实验原理】

ELISA 的基本原理基于：①抗原或抗体能以物理性地吸附于固相载体表面，可能是蛋白和聚苯乙烯表面间的疏水性部分相互吸附，并保持其免疫学活性；②抗原或抗体可通过共价键与酶连接形成酶结合物，而此种酶结合物仍能保持其免疫学和酶学活性；③酶结合物与相应抗原或抗体结合后，可根据加入底物的颜色反应来判定是否有免疫反应的存在，而且颜色反应的深浅是与标本中相应抗原或抗体的量成正比例的，因此，可以按底物显色的程度显示试验结果。

本实验采用固相夹心法酶联免疫吸附（Sandwich ELISA）。已知浓度的标准品、未知浓度的样品加入微孔酶标板内进行检测。小鼠血清中的 IL-6 与生物素标记的抗小鼠 IL-6 抗体同时温育，洗涤后，加入亲和素标记过的辣根过氧化物酶（HRP），在经温育和洗涤，去除未结合的酶结合物，然后加入底物 A、B，与酶结合物同时作用，产生颜色，颜色的深浅与样品中 IL-6 的浓度成正比。

【实验材料】

（1）IL-6 ELISA 试剂盒（2℃~8℃保存）。试剂盒包含成分见表 19-1。

表 19-1　试剂盒组成

试剂盒组成	96 孔配置	配置
酶标板（Coated Wells）	96Wells	即用型
塑料膜板盖	一块	即用型
标准品：800ng/ml	一瓶（0.6ml）	按说明书进行稀释
空白对照	一瓶（1.0ml）	即用型
标准品稀释缓冲液	一瓶（5ml）	即用型
生物素标记的抗 IL-6 抗体	一瓶（6ml）	即用型
亲和链酶素-HRP	一瓶（10ml）	即用型
洗涤缓冲液	一瓶（20ml）	按说明书进行稀释
底物 A	一瓶（6ml）	即用型
底物 B	一瓶（6ml）	即用型
终止液	一瓶（6ml）	即用型

（2）酶标仪，移液器，蒸馏水或去离子水。

【实验方法】

1. 标本收集

（1）新鲜血清和正确保存的血清可用在本试剂盒上。不需添加任何抗凝剂或进行预处理。避免使用溶血标本、脂质标本或微生物污染的血清。

（2）室温（20℃~25℃）下保存标本不要超过8h。2℃~10℃保存血清，不超过48h。如耽搁的时间更长，请在-20℃或更低的温度下保存标本。标本避免多次冻融，这样可能会损失抗体活性，产生错误结果。

2. 准备工作

（1）标准品：标准品的系列稀释应在实验时准备，不能储存。稀释前将标准品振荡混匀，稀释比例按下表进行：

800pg/ml	（6号标准品）	原倍浓度不用稀释直接加入50μl
400pg/ml	（5号标准品）	100μl的原倍标准品加入100μl的标准品稀释液
200pg/ml	（4号标准品）	100μl的5号标准品加入100μl的标准品稀释液
100pg/ml	（3号标准品）	100μl的4号标准品加入100μl的标准品稀释液
50pg/ml	（2号标准品）	100μl的3号标准品加入100μl的标准品稀释液
25pg/ml	（1号标准品）	100μl的2号标准品加入100μl的标准品稀释液
0pg/ml	（空白对照）	空白对照不用稀释直接加入50μl

（2）洗涤缓冲液（50×）的稀释：用双蒸水稀释成1×（至500ml）。

3. 操作步骤

试剂盒应平衡至室温（20℃~25℃）再试验。取出所需反应板。

（1）使用前，将所有试剂充分混匀，不要产生气泡，以免加样时加入气泡，产生加样误差。

（2）每个标准品和空白孔建议做复孔，每个样品根据自己的数量来定尽量做复孔。

（3）加入稀释好的标准品、待测样品50μl于反应孔，立即加入50μl的生物素标记抗体。盖上膜板，轻轻振荡混匀，37℃温育1h。

（4）甩尽板内液体，每孔加满洗涤液，振荡30s，甩尽板内液体，并去除水滴（在厚叠吸水纸上拍干）；反复洗涤3次。如果用洗板机洗涤，洗涤次数增加一次。

（5）每孔加入 80μl 亲和链酶素－HRP，轻轻振荡混匀，37℃温育 30min。

（6）甩尽板内液体，每孔加满洗涤液，振荡 30s，甩尽板内液体，并去除水滴（在厚叠吸水纸上拍干）；反复洗涤 3 次。如果用洗板机洗涤，洗涤次数增加一次。

（7）每孔加入底物 A、B 各 50μl，轻轻振荡混匀，37℃温育 10min。避免光照。

（8）取出酶标板，迅速加入 50μl 终止液，轻轻混匀 30s；30min 内在 450nm 处读 OD 值。以标准品浓度为横坐标，OD 值为纵坐标，绘制标准曲线（图 19－1）。根据血清样品的 OD 值可在标准曲线上查出其浓度。举例：

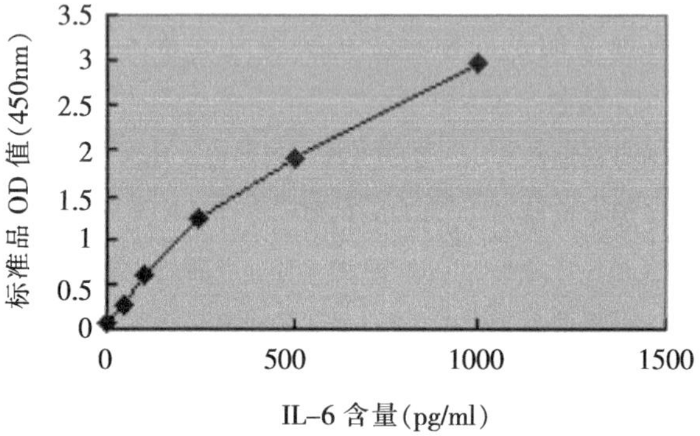

图 19－1　IL－6 含量曲线

实验方案：标准品和样品按下表加入。

	标准品	标准品										
A	800pg/ml	800pg/ml	样品	样品	样品	样品	样品	样品	样品	样品	样品	样品
B	400pg/ml	400pg/ml	样品	样品	样品	样品	样品	样品	样品	样品	样品	样品
C	200pg/ml	200pg/ml	样品	样品	样品	样品	样品	样品	样品	样品	样品	样品
D	100pg/ml	100pg/ml	样品	样品	样品	样品	样品	样品	样品	样品	样品	样品
E	50pg/ml	50pg/ml	样品	样品	样品	样品	样品	样品	样品	样品	样品	样品
F	25pg/ml	25pg/ml	样品	样品	样品	样品	样品	样品	样品	样品	样品	样品
G	0pg/ml	0pg/ml	样品	样品	样品	样品	样品	样品	样品	样品	样品	样品
H	800pg/ml	800pg/ml	样品	样品	样品	样品	样品	样品	样品	样品	样品	样品

【注意事项】

（1）严格按照规定的时间和温度进行温育以保证准确结果。所有试剂都必须在使用前达到室温 20℃～25℃。使用后立即冷藏保存试剂。

（2）洗板不正确可以导致不准确的结果。在加入底物前确保尽量吸干孔内液体。温育过程中不要让微孔干燥。

（3）消除板底残留的液体和手指印，否则影响 OD 值。

（4）底物显色液应呈无色或很浅的颜色，已经变蓝的底物液不能使用。

（5）避免试剂与标本的交叉污染以免造成错误结果。

（6）在储存和温育时避免强光直接照射。

（7）平衡至室温后再打开密封袋以防水滴凝聚在冷板条上。

（8）任何反应试剂不能接触漂白溶剂或漂白溶剂所散发的强烈气体。任何漂白成分都会破坏试剂盒中反应试剂的生物活性。

（9）不能使用过期产品。

（10）如果可能传播疾病，所有的样品都应管理好，按照规定的程序处理样品和检测装置。

（周晓勃　任会勋　王军阳）

第二十章

抗体制备技术

免疫血清的制备是一项常用的免疫学实验技术。高效价、高特异性的免疫血清可作为免疫学诊断的试剂（如用于制备免疫标记抗体等），也可供特异性免疫治疗用。免疫血清的效价高低取决于实验动物的免疫反应性及抗原的免疫原性。如以免疫原性强的抗原刺激高应答性的机体，常可获得高效价的免疫血清；而使用免疫原性弱的抗原免疫时，则需同时加用佐剂以增强抗原的免疫原性。免疫血清的特异性主要取决于免疫用的抗原的纯度。因此，如欲获得高特异性的免疫血清，必须预先纯化抗原。此外，免疫方案中抗原的剂量、免疫途径、免疫次数以及注射抗原的间隔时间等，也是影响血清效价的重要因素。

实验一　免疫血清的制备及其效价测定

【实验目的】

（1）掌握　小白鼠腹腔注射及摘眼球取血的相关操作。溶血法测定抗体效价的基本原理。

（2）了解　动物免疫的基本原则和方案。

【实验原理】

具有免疫原性的抗原可刺激机体相应 B 细胞增殖、分化形成浆细胞并分泌特异性抗体。由于抗原分子表面的不同抗原决定簇为不同特异性的 B 细胞克隆所识别，因此由某一抗原刺激机体后产生的抗体，实际上为针对该抗原分子表面不同抗原决定簇的抗体混合物（多克隆抗体）。另外，抗体的产生具有回忆应答的特点这是由于记忆性 B 细胞及记忆性 T 细胞参与再次应答所致。在初次免疫的基础上，多次重复注射免疫原，不仅可获得高效价抗体，同时抗体的亲和力可明显提高。

【实验材料】

（1）小白鼠。

（2）20%绵羊红细胞（SRBC）。

（3）无菌1ml注射器。

（4）抗凝剂（枸橼酸钠或肝素）。

（5）小试管。

（6）镊子及剪刀。

（7）补体。

（8）生理盐水。

【实验内容及方法】

（1）免疫动物：初次免疫小鼠为腹腔注射20% SRBC 0.2ml，每间隔2天再以相同剂量和途径加强免疫2次。

（2）获得免疫血清：小鼠初次免疫7天后，摘眼球取血，收入加有抗凝剂的小试管中，2000r/min离心1min，上清即为免疫血浆。

（3）将前面获得小鼠抗SRBC免疫血浆首先用生理盐水稀释10倍，成为1∶10免疫血浆。

（4）取3支小试管，分别编号为A、B、C，用于对1∶10免疫血浆的3倍、4倍和5倍稀释，即A管内为1∶30的免疫血浆，B管为1∶40的免疫血浆，C管内为1∶50的免疫血浆。

（5）取15支小试管，分为A、B、C三列，每列5支，先给每管中加入生理盐水0.5ml，再从A、B、C管中分别吸取0.5ml血浆加入相应的各列的第一支管中，然后各列再进行倍比稀释，血清稀释度如表20-1。

表20-1 免疫血清抗体效价测定

稀释度	试 管				
	1	2	3	4	5
A列	1∶60	1∶120	1∶240	1∶480	1∶960
B列	1∶80	1∶160	1∶320	1∶640	1∶1280
C列	1∶100	1∶200	1∶400	1∶800	1∶1600

注意每列最后一管应弃去0.5ml液体。

（6）向每管中分别加入20% SRBC 0.25ml和补体0.25ml。

（7）混匀各管中的液体，置37℃水浴30~40min。

（8）结果判定：以发生完全溶血的最高血清稀释度的一管为效价判定管，其血清稀释度即为免疫血清的效价。

【注意事项】

（1）动物免疫时注意确保 SRBC 被注射到了小鼠的腹腔中，要避免注射入其他脏器（如肠、膀胱）内。

（2）稀释血清时尽量做到精确，注意用于不同列的吸管不要混用。

【思考题】

（1）影响免疫血清质量的因素有哪些？

（2）各种检测抗体效价的方法相比有什么优缺点？

实验二 免疫球蛋白纯化技术—— 盐析法纯化人血清免疫球蛋白

【实验原理】

当将中性盐加入蛋白质溶液，中性盐对水分子的亲和力大于蛋白质，于是蛋白质分子周围的水化膜层减弱乃至消失。同时，中性盐加入蛋白质溶液后，由于离子强度发生改变，蛋白质表面电荷大量被中和，更加导致蛋白质溶解度降低，使蛋白质分子之间聚集而沉淀。

【实验材料】

（1）试剂：正常人混合血清，无菌生理盐水。

（2）器材：冰箱，离心机，电磁搅拌器，紫外分光光度计，透析袋及透析夹，pH 试纸，烧杯等。

【实验内容及方法】

（1）取正常人混合血清加等量生理盐水，于搅拌下逐滴加入与稀释血清等量的饱和硫酸铵（终浓度为 50% 饱和硫酸铵）。4℃ 放置 3h 以上，使其充分沉淀。

（2）离心 3000r/min，20min，弃上清，以生理盐水溶解沉淀至 Xml。再滴加饱和硫酸铵 $X/2$ml。置 4℃ 3h 以上（此时硫酸铵饱和度为 33%）。

重复第二步过程，将末次离心后所得沉淀物以 0.02M pH7.4 PBS 溶解至 Xml 装入透析袋（对 PBS 充分透析，除盐换液 3 次，至萘氏试剂测透析外液无黄色）。

（3）将透析袋内样品取少许做适当倍数稀释后以紫外分光光度计测蛋白含量。

方法如下：

蛋白含量（mg/ml）＝（1.45 × OD$_{280nm}$ − 0.74 × OD$_{260nm}$）× 样品稀释度

式中 1.45 及 0.74 为常数，nm 为波长。

【影响盐析的因素】

（1）通常将血清用生理盐水作对倍稀释后再盐析。

（2）离子强度：各种蛋白质的沉淀要求不同的离子强度。如硫酸铵饱和度为 50% 时，少量白蛋白及大多数拟球蛋白析出；饱和度为 33% 时，γ 球蛋白析出。

（3）温度：盐析时温度要求并不严格，一般可在室温下操作。血清蛋白于 25℃ 时较 0℃ 更易析出。但对温度敏感的蛋白质，则应在 4℃ 条件下盐析。

（4）蛋白质沉淀后宜在 4℃ 放 3h 以上或过夜，以形成较大沉淀而易于分离。

【附录】

（1）饱和硫酸铵溶液　称硫酸铵[（NH$_4$）$_2$SO$_4$]400 ~ 425g，以 50℃ ~ 80℃ 之蒸馏水 500ml 溶解，搅拌 20min，趁热过滤。冷却后用浓氨水（15N NH$_4$OH）调 pH 至 7.4。配制好的饱和硫酸铵，瓶底应有结晶析出。

（2）萘氏试剂　称 HgI$_2$ 11.5g，KI 8g，加蒸馏水至 50ml，搅拌溶解后，再加入 20% NaOH 50ml。

（3）0.02M、pH7.4 磷酸盐缓冲盐液（phosphate buffered saline，PBS）　配制方法如下。

贮存液：

A 液，0.2M Na$_2$HPO$_4$：Na$_2$HPO$_4$ · 12H$_2$O 71.64g，加蒸馏水至 1000ml。

B 液，0.2M NaH$_2$P$_4$：NaH$_2$P$_4$ · 2H$_2$O 3.12g，加蒸馏水至 1000ml。

应用液：

取 A 液 81ml 加 B 液 19ml 混合，再以生理盐水做 10 倍稀释即成。

（4）0.1M、pH7.4 磷酸盐缓冲液（phosphate buffer，PB）　取上述 A 液 81ml 加 B 液 19ml 混合，再以蒸馏水对倍稀释即成。

（5）20% 磺基水杨酸　可以直接使用市售的溶液。

实验三　单克隆抗体制备

一、单克隆抗体的基本概念和制备原理

抗体主要由 B 淋巴细胞合成，每个 B 淋巴细胞有合成一种抗体的遗传基因，

动物脾脏有上百万种不同的 B 淋巴细胞系。含遗传基因不同的 B 淋巴细胞合成不同的抗体。当机体受抗原刺激时，抗原分子上的许多表位分别激活各个具有不同基因的 B 细胞。被激活的 B 细胞分裂增殖形成该细胞的子孙，即克隆由许多个被激活 B 细胞的分裂增殖形成多克隆，并合成多种抗体。如果能选出一个制造一种专一抗体的细胞进行培养，就可得到由单细胞经分裂增殖而形成细胞群，即单克隆。单克隆细胞将合成一种表位的抗体，称为单克隆抗体（monoclonal antibody，McAb）。

要制备单克隆抗体需先获得能合成专一性抗体的单克隆 B 淋巴细胞，但这种 B 淋巴细胞不能在体外生长。而实验发现骨髓瘤细胞可在体外生长繁殖，应用细胞杂交技术使骨髓瘤细胞与免疫的淋巴细胞二者合二为一，得到杂交的骨髓瘤细胞。这种杂交细胞继承两种亲代细胞的特性，它既具有 B 淋巴细胞合成专一抗体的特性，也有骨髓瘤细胞能在体外培养增殖永存的特性，用这种来源于单个融合细胞培养增殖的细胞群，可制备抗一种抗原表位的特异单克隆抗体。

二、动物的选择与免疫

（一）动物的选择

纯种 BALB/C 小鼠，较温顺，离窝的活动范围小，体弱，食量及排污较小，一般环境洁净的实验室均能饲养成活。目前开展杂交瘤技术的实验室多选用纯种 BALA/C 小鼠。

（二）免疫方案

选择合适的免疫方案对于细胞融合杂交的成功，获得高质量的 McAb 至关重要。一般在融合前两个月左右根据确立免疫方案开始初次免疫，免疫方案应根据抗原的特性不同而定。

1. 可溶性抗原

可溶性抗原免疫原性较弱，一般要加佐剂，半抗原应先制备免疫原，再加佐剂。常用佐剂：福氏完全佐剂、福氏不完全佐剂。

初次免疫，抗原 1 ~ 50μg 加福氏完全佐剂皮下多点注射或脾内注射（一般 0.8 ~ 1ml，0.2ml/点）

↓ 3 周后

第二次免疫剂量同上，加福氏不完全佐剂皮下或 iP（腹腔内注射）（iP 剂量不宜超过 0.5ml）

↓3 周后

第三次免疫剂量同上，不加佐剂，ip（5 ~ 7 天后采血测其效价）

↓2 ~ 3 周

加强免疫，剂量 50 ~ 500μg 为宜，ip 或 iv（静脉内注射）

↓3 天后

取脾融合

目前，用于可溶性抗原（特别是一些弱抗原）的免疫方案也不断有所更新，如：①将可溶性抗原颗粒化或固相化，一方面增强了抗原的免疫原性，另一方面可降低抗原的使用量；②改变抗原注入的途径，基础免疫可直接采用脾内注射；③使用细胞因子作为佐剂，提高机体的免疫应答水平，增强免疫细胞对抗原的反应性。

2. 颗粒抗原

颗粒抗原免疫性强，不加佐剂就可获得很好的免疫效果。以细胞性抗原为例，免疫时要求抗原量为 $1 \times 10^7 ~ 2 \times 10^7$ 个细胞。

初次免疫 1×10^7/0.5ml ip

↓2 ~ 3 周后

第二次免疫 1×10^7/0.5ml ip 或 iv

↓3 周后

加强免疫（融合前三天）1×10^7/0.5ml ip 或 iv

↓

取脾融合

三、细胞融合

（一）细胞融合前准备

1. 主要试剂及配制

（1）细胞培养基杂交瘤技术中使用的细胞培养基主要有 RPMI - 1640 或 DMEM（dulberco modified eagles medium）两种基础培养基，具体配制方法按厂家规定的程序，配好后过滤除菌（0.22μm），分装，4℃保存。

（2）氨基蝶呤（A）贮存液（100×，4×10^{-5} mol/L）：称取 1.76mg 氨基蝶呤（aminopterin MW 440.4），溶于 90ml 超纯水或四蒸水中，滴加 lmol/L NaOH 0.5ml 中和，再补加超纯水或四蒸水至 100ml。过滤除菌，分装小瓶（2ml/瓶），−20℃保存。

（3）次黄嘌呤和胸腺嘧啶核苷（HT）贮存液（100×，H：10^{-2} mol/L，T：1.6×10^{-3} mol/L）：称取 136.1mg 次黄嘌呤（hypoxanthine，MW 136.1）和 38.8mg 胸腺嘧啶核苷（thymidine，MW 242.2），加超纯水或四蒸水至 100ml，置 45～50℃水浴中使完全溶解，过滤除菌，分装小瓶（2ml/瓶），−20℃冻存。用前可置 37℃加温助溶。

（4）L−谷氨酰胺（L.G.）溶液（100×，0.2mol/L）：称取 2.92g L−谷氨酰胺（L−glutamine，MW 146.15），用 100ml 不完全培养液或超纯水（或四蒸水）溶解，过滤除菌，分装小瓶（4～5ml/瓶），−20℃冻存。

（5）青、链霉素（双抗）溶液（100×）：取青霉素 G（钠盐）100 万单位和链霉素（硫酸盐）1g，溶于 100ml 灭菌超纯水或四蒸水中，分装小瓶（4～5ml/瓶），−20℃冻存。

（6）7.5% $NaHCO_3$ 溶液：称取分析纯 $NaHCO_3$ 7.5g，溶于 l00ml 超纯水或四蒸水中，过滤除菌，分装小瓶（4～5ml/瓶），盖紧瓶塞，4℃保存。

（7）HEPES 溶液（lmol/L）：称取 23.83g HEPES（N−2−Hydroxyethylpiperazine−N，−2−ethanesulfonic acid，N−2−羟乙基呱嗪−N，−2−乙基磺酸，MW 238.3）溶于 100ml 超纯水或四蒸水中，过滤除菌，分装小瓶（4～5ml/瓶），4℃保存。

（8）8−氮鸟嘌呤贮存液（100×）：称取 200mg 8−氮鸟嘌呤（8−azaguanine，MW 152.1），加入 4mol/L NaOH 1ml，待其溶解后，加入超纯水或四蒸水 99ml，过滤除菌；分装小瓶，−20℃冻存。使用时按 1% 浓度加入到培养液中（即终浓度为 20μg/ml）。

（9）50% PEG：称取 PEG 1000 或 4000 20～50g 于三角瓶中，盖紧，60℃～80℃水浴融化，0.6ml 分装于青霉素小瓶中，盖紧，8 磅高压蒸汽 15min，−20℃存放备用。临用前加热融化，加等量不完全培养基，用少许 7.5% $NaHCO_3$ 调 pH 至 8.0，或购买 Sigma 或 Gib−co 公司现成产品。

2. 骨髓瘤细胞系的选择

骨髓瘤细胞应和免疫动物属于同一品系，这样杂交融合率高，也便于接种杂交瘤在同一品系小鼠腹腔内产生大量 McAb。常用的骨髓瘤细胞系见表 20−2。

骨髓瘤细胞的培养可用一般的培养液，如 RPMI – 1640、DMEM 培养基。小牛血清的浓度一般在 10% ~20% ，细胞浓度以 5×10^4 ~5×10^5/ml 为宜，最大浓度不得超过 10^6/ml。当细胞处于对数生长的中期时，可按 1:3 ~ 1:10 的比例传代。每 3 ~5 天传代一次。细胞在传代过程中，部分细胞可能有返祖现象，应定期用 8 – 氮鸟嘌呤进行处理，使生存的细胞对 HAT 呈均一的敏感性。

表 20 –2 用于融合试验的主要骨髓瘤细胞系

名 称	来 源	耐受药物	Ig 链
P3/X63 – Ag8（X63）	BALB/C 骨髓瘤 MOPC – 2	8 – 氮鸟嘌呤	rl K
P3/X63 – Ag8. 653（X63 – Ag8. 653）	P3/X63 – Ag8	8 – 氮鸟嘌呤	– –
P3/NSI – 1 – Ag4 – 1（NS – 1）	P3/X63 – Ag8	8 – 氮鸟嘌呤	– K
P3 – X63 – Ag8. U1（P3U1）	（X63 × BALB/C 脾细胞）杂交瘤	8 – 氮鸟嘌呤	– –
SP2/0 – Ag14（SP2/0）	（X63 × BALB/C 脾细胞）杂交瘤	8 – 氮鸟嘌呤	– –
F0	BALB/C 骨髓瘤	8 – 氮鸟嘌呤	– –
S194/5. XXXO. BU. 1	P3/X63 – Ag8	5 – 溴脱氧尿嘧啶核苷	– –
MPC11 – 45. 6TG1. 7	BALB/C 骨髓瘤 MPC – 11	6 – 巯鸟嘌呤	r2b K
210. RCY3. Ag1. 2. 3.	LOU 大鼠骨髓瘤 R210	8 – 氮鸟嘌呤	– K
GM15006TG – A12	人骨髓瘤 GM1500	6 – 巯鸟嘌呤	rl K
U – 266AR	人骨髓瘤 U – 266	8 – 氮鸟嘌呤	$\varepsilon\lambda$

3. 饲养细胞

在组织培养中，单个或少数分散的细胞不易生长繁殖，若加入其他活细胞，则可促进这些细胞生长繁殖，所加入的这种细胞数被称为饲养细胞。在制备 McAb 的过程中，许多环节需要加饲养细胞，如在杂交瘤细胞筛选、克隆化和扩大培养过程中，加入饲养细胞是十分必要的。常用的饲养细胞有：小鼠腹腔巨噬细胞（较为常用）、小鼠脾细胞或胸腺细胞。也有人用小鼠成纤维细胞系 3T3 经放射线照射后作为饲养细胞。饲养细胞的量为一般为 2×10^4 或 10^5 细胞/孔。

（二）细胞融合的步骤

1. 制备饲养细胞层

一般选用与免疫小鼠相同品系的小鼠腹腔巨噬细胞，常用 BALB/C 小鼠，6~10 周。

↓

拉颈处死，浸泡在 75% 酒精内，3~5min

↓

用无菌剪刀剪开皮肤，暴露腹膜

↓

用无菌注射器注入 5~6ml 预冷的培养液（严禁刺破肠管）

↓

反复冲洗，吸出冲洗液

↓

冲洗液放入 10ml 离心管，1200r/min 离心 5~6min

↓

用 20% 小牛血清（NCS）或胎牛血清（FCS）的培养液混悬，调整细胞数至 $1 \times 10^5/ml$

↓

加入 96 孔板，100μl/孔

↓

放入 37℃ CO_2 孵箱培养

2. 制备免疫脾细胞

最后一次加强免疫 3 天后小鼠拉颈处死

↓

无菌取脾，培养液洗一次

↓

研碎脾，过不锈钢筛网

↓

离心，细胞用培养液洗 2 次

↓

计数

↓

取 10^5 脾淋巴细胞悬液备用

3. 制备骨髓瘤细胞

取对数生长骨髓瘤细胞离心

↓

用无血清培养液洗 2 次

↓

计数，取得 10^7 细胞备用

4. 融合

（1）将骨髓瘤细胞与脾细胞按 1:10 或 1:5 的比例混合在一起，在 50ml 离心管中用无血清不完全培养液洗 1 次，离心，1200r/min，8min；弃上清，用吸管吸净残留液体，以免影响聚乙二醇（PEG）浓度。轻轻弹击离心管底，使细胞沉淀略松动。

（2）90s 内加入 37℃ 预温的 lml 45% PEG（相对分子质量 4000）溶液，边加边轻微摇动。37℃ 水浴作用 90s。

（3）加 37℃ 预温的不完全培养液以终止 PEG 作用，每隔 2min 分别加入 1ml、2ml、3ml、4ml、5ml 和 6ml。

（4）离心，800r/min，6min。

（5）弃上清，用含 20% 小牛血清 HAT 选择培养液重悬。

（6）将上述细胞，加到已有饲养细胞层的 96 孔板内，每孔加 100μl。一般一个免疫脾可接种 4 块 96 孔板。

（7）将培养板置 37℃、5% CO_2 培养箱中培养。

四、选择杂交瘤细胞及抗体检测

1. HAT 选择杂交瘤细胞

脾细胞和骨髓瘤细胞经 PEG 处理后，形成多种细胞的混合体，只有脾细胞与骨髓细胞形成的杂交瘤细胞才有意义。在 HAT 选择培养液中培养时，由于骨髓瘤细胞缺乏胸苷激酶或次黄嘌呤鸟嘌呤核糖转移酶，故不能生长繁殖，而杂交瘤细胞具有上述两种酶，在 HAT 选择培养液可以生长繁殖。

在用 HAT 选择培养 1~2 天内，将有大量瘤细胞死亡，3~4 天后瘤细胞消失，杂交细胞形成小集落，HAT 选择培养液维持 7~10 天后应换用 HT 培养液，再维持 2 周，改用一般培养液。在上述选择培养期间，杂交瘤细胞布满孔底 1/10 面积时，即可开始检测特异性抗体，筛选出所需要的杂交瘤细胞系。在选择培养期间，一般每 2~3 天换一半培养液。

2. 检测抗体

检测抗体的方法应根据抗原的性质、抗体的类型不同，选择不同的筛选方法，一般以快速、简便、特异、敏感的方法为原则。

常用的方法有：

（1）放射免疫测定（RIA）可用于可溶性抗原、细胞 McAb 的检测。

（2）酶联免疫吸附试验（ELISA）可用于可溶性抗原、细胞和病毒等 McAb 的检测。

（3）免疫荧光试验适合于细胞表面抗原的 McAb 的检测。

（4）其他如间接血凝试验、细胞毒性试验等。

五、杂交瘤的克隆化

杂交瘤克隆化一般是指将抗体阳性孔进行克隆化。因为经过 HAT 筛选后的杂交瘤克隆不能保证一个孔内只有一个克隆。在实际工作中，可能会有数个甚至更多的克隆，可能包括抗体分泌细胞、抗体非分泌细胞、所需要的抗体（特异性抗体）分泌细胞和其他无关抗体的分泌细胞。要想将这些细胞彼此分开就需要克隆化。克隆化的原则是，对于检测抗体阳性的杂交克隆尽早进行克隆化，否则抗体分泌的细胞会被抗体非分泌的细胞所抑制，因为抗体非分泌细胞的生长速度比抗体分泌的细胞生长速度快，二者竞争的结果会使抗体分泌的细胞丢失。即使克隆化过的杂交瘤细胞也需要定期再克隆，以防止杂交瘤细胞的突变或染色体丢失，从而丧失产生抗体的能力。

克隆化的方法很多，最常用的是有限稀释法和软琼脂平板法。

1. 有限稀释法克隆

（1）克隆前 1 天制备饲养细胞层（同细胞融合）。

（2）将要克隆的杂交瘤细胞从培养孔内轻轻吹干，计数。

（3）调整细胞浓度为 3~10 个/ml。

（4）取头天准备的饲养细胞层的细胞培养板，每孔加入稀释细胞 $100\mu l$。孵育于 37℃、5% CO_2 孵箱中。

（5）在第 7 天换液，以后每 2~3 天换液 1 次。

（6）8~9 天可见细胞克隆形成，及时检测抗体活性。

（7）将阳性孔的细胞移至 24 孔板中扩大培养。

（8）每个克隆应尽快冻存。

2. 软琼脂培养法克隆

（1）软琼脂的配制：含有 20% NCS（小牛血清）的 2 倍浓缩的 RPMI - 1640。

1% 琼脂水溶液：高压灭菌，42℃预热。

0.5% 琼脂：由 1 份 1% 琼脂加 1 份含 20% 小牛血清的 2 倍浓缩的 RPMI - 1640 配制而成。置 42℃保温。

（2）用上述 0.5% 琼脂液（含有饲养细胞）15ml 倾注于直径为 9cm 的平皿中，在室温中待凝固后作为基底层备用。

（3）按 100/ml、500/ml 或 5000/ml 等浓度配制需克隆的细胞悬液。

（4）1ml 0.5% 琼脂液（42℃预热）在室温中分别与 1ml 不同浓度的细胞悬液相混合。

（5）混匀后立倾注于琼脂基底层上，在室温中 10min，使其凝固，孵育于 37℃、5% CO_2 孵箱中。

（6）4～5 天后即可见针尖大小白色克隆，7～10 天后，直接移种至含饲养细胞的 24 孔中进行培养。

（7）检测抗体，扩大培养，必要时再克隆化。

六、杂交瘤细胞的冻存与复苏

1. 杂交瘤细胞的冻存

及时冻存原始孔的杂交瘤细胞每次克隆化得到的亚克隆细胞是十分重要的。因为在没有建立一个稳定分泌抗体的细胞系的时候，细胞的培养过程中随时可能发生细胞的污染、分泌抗体能力的丧失等。如果没有原始细胞的冻存，则可因上述意外而前功尽弃。

杂交瘤细胞的冻存方法同其他细胞系的冻存方法一样，原则上细胞应在每支安瓿含 1×10^6 以上，但对原始孔的杂交瘤细胞可以因培养环境不同而改变，在 24 孔培养板中培养，当长满孔底时，一孔就可以装一支安瓿冻存。

细胞冻存液：50% 小牛血清；40% 不完全培养液；10% DMSO（二甲基亚砜）。

冻存液最好预冷，操作动作轻柔、迅速。冻存时从室温可立即降至 0℃后放入 -70℃超低温冰箱，次日转入液氮中。也可用细胞冻存装置进行冻存。冻存细胞要定期复苏，检查细胞的活性和分泌抗体的稳定性，在液氮中细胞可保存数年或更长时间。

2. 细胞复苏方法

将玻璃安瓿自液氮中小心取出，放 37℃ 水浴中，在 1min 内使冻存的细胞解冻，将细胞用完全培养液洗涤两次，然后移入前一天已制备好的饲养层细胞的培养瓶内，置 37℃、5% CO_2 孵箱中培养，当细胞形成集落时，检测抗体活性。

七、单克隆抗体的鉴定

对制备的 McAb 进行系统的鉴定是十分必要的，应做下述几个方面的鉴定：

（1）抗体特异性的鉴定　除用免疫原（抗原）进行抗体的检测外，还应该用与其抗原成分相关的其他抗原进行交叉试验，方法可用 ELISA、IFA 法。例如：①制备抗黑色素瘤细胞的 McAb，除用黑色素瘤细胞反应外，还应该用其他脏器的肿瘤细胞和正常细胞进行交叉反应，以便挑选肿瘤特异性或肿瘤相关抗原的单克隆抗体；②制备抗重组的细胞因子的单克隆抗体，应首先考虑是否与表达菌株的蛋白有交叉反应，其次是与其他细胞因子间有无交叉。

（2）McAb 的 Ig 类与亚类的鉴定　一般在用酶标或荧光素标记的第二抗体进行筛选时已经基本上确定了抗体的 Ig 类型。如果用的是酶标或荧光素标记的兔抗鼠 IgG 或 IgM，则检测出来的抗体一般是 IgG 类或 IgM 类。至于亚类则需要用标准抗亚类血清系统作双扩或夹心 ELISA 来确定。在做双扩试验时，如加入适量的 PEG（3%），更有利于沉淀线的形成。

（3）McAb 中和活性的鉴定　用动物或细胞的保护实验来确定 McAb 的生物学活性。例如，如果确定抗病毒 McAb 的中和活性，则可用抗体和病毒同时接种于易感的动物或敏感的细胞，来观察动物或细胞是否得到抗体的保护。

（4）McAb 识别抗原表位的鉴定　用竞争结合试验，测相加指数的方法，测定 McAb 所识别抗原位点，来确定 McAb 识别的表位是否相同。

（5）McAb 亲和力的鉴定　用 ELISA 或 RIA 竞争结合试验来确定 McAb 与相应抗原结合的亲和力。

（刘如意　任会勋）

第二十一章

实验动物免疫功能测定

实验动物是医学实验的主要受试对象之一，可以通过应用纯系动物获得大量均一的受试对象即动物试管，可根据实验的需要随机设置各种对照组，并在病因分析时选用无菌动物、单相关动物等，以完成在人体难以进行的实验研究。由此可见，实验动物在医学研究中是不可少的受试对象。在免疫学研究中，应用较多的实验动物有大鼠、小鼠、家兔、绵羊等。

一、免疫缺陷动物（小鼠）模型的建立

【实验目的】

（1）掌握　免疫功能检测原理。

（2）了解　免疫功能检测方法及免疫缺陷动物模型的用途。

【实验材料】

（1）实验动物　选取健康小鼠 10 只，控制鼠龄、性别及体重（18～22g），以减少个体差异。

（2）实验药品与试剂环磷酰胺、氢化可的松等。

【实验方法】

（1）动物分组及注射途径　随机将小鼠分为 2 组，一组为正常对照组，另一组为免疫抑制组。

（2）免疫功能低下动物模型的建立　使用药物造成动物免疫功能降低。

环磷酰胺：80～100mg/kg 皮下注射，5 天后免疫功能显著降低。

氢化可的松：50～100mg/kg 每天皮下注射，6～8 天后免疫功能明显降低。

（3）小鼠感染途径与方法　大肠杆菌经腹腔感染：将大肠杆菌菌苔接种于肉汤培养基中，37℃ 孵育 18h 后再用肉汤培养基稀释成 10^6 cfu/ml 菌液备用。取菌液 0.1ml 经腹腔注入，感染一周后，采血进行细菌分离培养，计算免疫抑制组和对照组小鼠发生菌血症的百分率。

（4）免疫免疫方法　10% 绵羊红细胞（SRBC）经腹腔免疫，每只小鼠

0.2ml，第一、四天各一次即可。

（5）免疫功能检测内容及方法　根据不同的实验目的和要求选择不同的检测内容及实验方法。

二、免疫功能测定

（一）非特异免疫功能测定

豚鼠腹腔巨噬细胞吞噬作用测定（大吞噬）。

【基本原理】

淀粉可以刺激豚鼠腹腔引起非感染性炎症渗出，在腹腔局部出现较多巨噬细胞，巨噬细胞则能吞噬注入腹腔的鸡红细胞等较大异物。

【实验材料】

（1）实验动物：小鼠。

（2）鸡红细胞悬液：从鸡翼下静脉或心脏取血，按 1∶5 比例保存于 Alsever 氏保养液中，放 4℃ 冰箱可用 1 个月，用前将鸡红细胞用生理盐水洗 3 次，第 3 次洗涤 2000r/min，5min，弃上清，压积细胞用生理盐水配制为 5% 鸡红细胞悬液，供大吞噬试验用。

（3）5% 淀粉肉汤溶液、姬姆萨染液、玻片、注射器等。

【实验方法】

（1）取无菌 5% 淀粉肉汤溶液 0.5ml 注入小鼠腹腔，常规饲养三天；实验前 1h 再次注入无菌 5% 淀粉肉汤溶液 0.5ml，然后注射 5% 鸡红细胞悬液 5ml，轻揉其腹部，使鸡血球均匀分布。

（2）在注射后 30min、1h、2h、3h，分别用注射器抽取小鼠腹腔液推片。

（3）自然干燥后，姬姆萨染色，油镜观察。

【实验结果】

计算 100 个巨噬细胞中吞噬鸡红细胞的巨噬细胞数目及被吞噬的鸡红细胞的总数，计算吞噬百分比和吞噬指数。

（二）特异性体液免疫测定

1. 免疫抗体效价测定

【实验原理】

根据补体的经典激活途径，即当抗原抗体复合物存在时，补体系统被激活，最后形成的攻膜复合体可使细胞性抗原溶解。当实验中抗原和补体的量固定不变，且对于抗体相对过量时，则随着抗体量的不同，被溶解的细胞性抗原的量也不同，两者成正比关系，因此根据溶解的抗原的多少就可以判断出抗体的量。

【实验材料】

（1）待测免疫血清（浆）。

（2）20% SRBC。

（3）补体。

（4）生理盐水。

（5）试管。

【实验方法】

（1）将前面获得的小鼠抗 SRBC 免疫血浆首先稀释 10 倍，成为 1∶10 免疫血浆。

（2）取 3 个试管，分别编号为 A、B、C，用于对 1∶10 免疫血浆的 3 倍、4 倍和 5 倍稀释，即 A 号管内为 1∶30 的免疫血浆；B 号管为 1∶40 的免疫血浆；C 号管为 1∶50 的免疫血浆。

（3）取 15 支试管，分为 A、B、C 三列，每列 5 只，先给每管中加入生理盐水 0.5ml，再从 A、B、C 号管中分别吸取 0.5ml 血浆加入相应各列的第一个管中，然后各列再进行倍比稀释，血清稀释度如表 21 - 1。

表 21 - 1　待检血清稀释方法

稀释度	试　管				
	1	2	3	4	5
A 列	1∶60	1∶120	1∶240	1∶480	1∶960
B 列	1∶80	1∶160	1∶320	1∶640	1∶1280
C 列	1∶100	1∶200	1∶400	1∶800	1∶1600

注意每列的最后一管应该弃去 0.5ml 液体。

（4）向每个试管中分别加入 SRBC 0.25ml 和补体 0.25ml。

（5）混匀各管中的液体，置 37℃ 水浴 30～40min。

【结果判定】

以发生完全溶血的最高血清稀释度管为效价判定管，其血清稀释度即为免疫血清的效价。

2. 体外抗体形成细胞检查法(PFC 检查法)

体外抗体形成细胞（plaque forming cell，PFC）测定技术又称溶血空斑试验，是一种体外检测单个抗体形成细胞（浆细胞）的方法。其基本原理是将经绵羊红细胞免疫的小鼠脾细胞与一定量的绵羊红细胞（靶细胞）混合，在补体参与下，使抗体形成细胞周围结合了抗体分子的羊红细胞溶解形成肉眼可见的溶血空斑。

【实验材料】

（1）玻璃小室的制备：取两张玻片，其中一张玻片两端及中间各铺一条双面胶带，将另一张重叠于其上压紧，即成窄缝状的 Canninham 小室。

（2）10% 羊红细胞悬液。

（3）1:2 稀释的补体。

（4）1:2 胎牛血清（56℃ 30min 灭活，并经羊红细胞吸收）。

（5）填充液（0.6% SRBC 用 Hank's 液配制）。

（6）石蜡 - 凡士林混合物。

（7）抗 - Ig 血清（测间接空斑）。

【实验方法】

（1）脾细胞悬液制备及淋巴细胞分离与纯化　取小鼠脾脏置于 Hank's 液中，用注射器芯研磨分散脾细胞，然后将其缓慢加入盛有淋巴细胞分离液的试管中，注意不要打乱交界液面。2000r/min 水平离心 20min。小心吸取 Hank's 液与分离液之间白色膜状的淋巴细胞层，Hank's 液洗涤两次，最后用含 20% 小牛血清的 Hank's 液将细胞调成 $2 \times 10^6/ml$。

（2）填充小室　于含 1ml Hank's 液的试管内加入以下试剂：

1:2 胎牛血清	0.2ml
10% 羊红细胞悬液	0.1ml
脾细胞悬液	0.1ml
1:2 稀释的补体	0.1ml
抗 - Ig 血清	0.1ml（间接空斑）

充分混匀，用毛细管吸取混合液填充小室，空隙以填充液补充。

（3）融化的石蜡 - 凡士林混合物将小室封闭。37℃ 孵育 1h，即可进行空斑计数。

【注意事项】

（1）小室内不能留有气泡。

（2）小室边缘必须用石蜡封严。

（3）严格在限定时间内计数空斑，不得超过数小时。

三、特异性细胞免疫功能测定

1. 小鼠 DNFB 试验

【实验原理】

DNFB（二硝基氟苯）是一种化学物质，可作为半抗原与皮肤内的组织蛋白结合，成为完全抗原，经此抗原致敏的小鼠，在耳部涂抹 DNFB 后，可对 DNFB 产生特异的迟发型超敏反应，耳部出现肿胀，镜检可见大量的单核细胞，淋巴细胞浸润。

【实验材料】

小鼠两只，1% DNFB 溶液（用 1 份丙酮加 1 份橄榄油稀释）。

【实验方法】

（1）将两只小鼠腹部刮毛，其中一只在腹部涂抹 1% DNFB 100 μl，另一只涂抹不含 DNFB 的丙酮橄榄油 100 μl，做为对照。

（2）五天后，每只小鼠的左耳涂上 1% DNFB 溶液 5 μl。

（3）24h 后，观察小鼠左右耳肿胀情况，亦可做组织切片观察细胞浸润情况。

【结果分析】

对照小鼠由于未用 DNFB 过敏，左耳不出现肿胀，试验小鼠由于经 DNFB 致敏，受第二次 DNFB 刺激后，在局部产生迟发型超敏反应，此试亦称接触超敏反应。

2. 淋巴细胞增殖试验（MTT 法）

【实验原理】

MTT 法：其原理是活细胞内线粒体脱氢酶能将四氮唑化物（MTT）由黄色还原为蓝色的甲臜，后者溶于有机溶剂（如二甲基亚枫、酸化异丙醇等），甲臜产量与细胞活性成正比。可在 560nm 处用酶标仪测定其 OD 值。

【实验材料】

（1）MTT：PBS 配制成 5mg/ml 的储存液，过滤除菌后冻存。

（2）溶剂：DMSO、10% SDS、0.04 的盐酸 - 异丙醇。

（3）酶标仪

【实验方法】

（1）无菌分离淋巴细胞（同前），用 1640 培养液调制成 $1 \times 10^6/ml$，加入 96 孔培养板，每孔 $100\mu l$。

（2）每孔加 ConA100μl，每个样品加 3 孔，另 3 孔不加 ConA 作对照。37℃ 培养约 56h。

（3）结束培养前加入 20μl/孔。继续培养 6h 左右。

（4）2000r/min 离心 10min，弃上清。

（5）每孔加 100μl 溶剂，轻微震荡使甲臢产物溶解。

（6）在酶标仪上波长 560nm 测定 OD 值。

【实验结果】

SI = ConA 刺激管 OD 均值/对照管 OD 均值

【思考题】

（1）常用的细胞免疫功能检测方法有哪些？简述其检测原理。

（2）简述 PFC 检查法的实验原理。

（刘如意）

附 录

附录一

常用试剂和培养基的配制

一、常用缓冲液、指示剂

1. 生理盐水

NaCl 0.85g，蒸馏水 100ml，混合即成。

2. pH7.0 缓冲生理盐水

NaCl 17g，Na_2HPO_4 1.13g，KH_2PO_4 0.27g，双蒸水 100ml，混合后即成缓冲原液。取原液用蒸馏水稀释 10 倍，经高压灭菌后，加入 10% $MgSO_4$ 1ml 即可应用。

3. 抗凝剂

枸橼酸钠 3.8g，蒸馏水 100ml，混合摇匀，定量分装，8 磅 20 分钟灭菌后备用。

4. 爱氏（Alsever）血球保存液

葡萄糖 2.05g，枸橼酸钠 0.8g，NaCl 0.42g，蒸馏水 100ml，滤纸过滤，分装，置 8 磅 20 分钟灭菌后备用。

5. 0.5% 酚红水溶液

酚红（phenol red）0.5g，置玛瑙钵中研磨，边磨边加入 0.01M NaOH 约 12ml，使其溶解，加蒸馏水至 100ml，充分混匀。121℃，15min 高压灭菌后分装于棕色瓶中密封保存。

6. 1% 中性红溶液

中性红（neutral red）1g，置玛瑙钵中研磨，再加入 95% 乙醇少许使其全溶，然后用 95% 乙醇冲洗入量桶中，加到 70ml，最后加蒸馏水至 100ml，混匀，盛入棕色玻璃瓶中密封备用。

7. V-P 实验试剂

甲液：40% 氢氧化钾水溶液（含 0.3% 肌酸）

乙液：6% α – 奈酚酒精溶液

8. 吲哚实验试剂——欧立希（Ehrlich）试剂

对二甲基氨基苯甲醛 2g，95% 乙醇 190ml，浓 HCl 40ml，混合即成。

9. 甲基红试剂

甲基红 0.04g，95% 乙醇 60ml，蒸馏水 40ml。先使甲基红溶于乙醇中，再加入蒸馏水，混合即成。

二、免疫组织化学技术常用试剂

1. 缓冲液

（1）0.01mol/L PBS 液（pH7.2）

NaCl	8g
Na$_2$HPO$_4$	1.15g
KH$_2$PO$_4$（或 NaH$_2$PO$_4$）	0.2g

（2）0.05mol/L TBS 液（pH7.4）

Tris（三烃甲基胺基甲烷）	12.1g
NaCl	17.5g

加双蒸水至 1500ml，在搅拌下加浓 HCl 至 pH7.4，再加双蒸水至 2000ml。

（3）0.02mol/L TBS 液（pH8.2）

Tris	4.84g
NaCl	17.5g
BSA	2.0g
NaN$_3$	1.0g

加双蒸水至 1500ml，在搅拌下加浓 HCl 至 pH8.2，再加双蒸水至 2000ml。

（BSA：牛血清白蛋白；NaN$_3$：叠氮钠，为防腐剂）。

（4）0.05mol/L TB 液（pH7.6）

先配制 0.05mol/L TB 液：

Tris	60.75g
1mol/L HCl	约 420ml
双蒸水	加至 1000ml

配制方法：先以少量双蒸水（300ml）溶解 Tris，加入 HCl 后，再用 1mol/L HCl 或 1mol/L NaOH 将 pH 值调至 7.6，再加双蒸水至 1000ml。用时将 0.5mol/L TB 稀释 10 倍，即为 0.05mol/L TB 液（pH7.6）液。

（5）0.05mol/L 醋酸缓冲液

先配制 0.1mol/L 的醋酸和醋酸钠溶液：

0.1mol/L 醋酸液：	冰醋酸	5.75ml
	双蒸水	加至 1000ml
0.1mol/L 醋酸钠液：	醋酸钠	13.61g
	双蒸水	1000ml

再配制 0.1mol/L 醋酸缓冲液：

0.1mol/L 醋酸	210ml
0.1mol/L 醋酸钠	790ml

二液混合即可。用时将 0.1mol/L 的醋酸缓冲液稀释 5 倍，即为 0.05mol/L 醋酸缓冲液。

（6）枸橼酸缓冲液

1）枸橼酸缓冲液（pH3.5）

枸橼酸	2.55g
枸橼酸钠	2.35g
双蒸水	加至 100ml

2）枸橼酸缓冲液（pH6.0）

21.01g 枸橼酸加入蒸馏水 1000ml，即为 0.1mol/L 枸橼酸液。

29.41g 枸橼酸钠加入蒸馏水 1000ml，即为 0.1mol/L 枸橼酸钠液。

使用时取 0.1mol/L 枸橼酸 9ml 和 0.1mol/L 枸橼酸钠 41ml，再加入蒸馏水 450ml，即配成 0.01mol/L 的枸橼酸缓冲液（pH6.0±0.1），用于微波修复抗原。

2. 显色液

（1）DAB（diaminobenzidine）显色液

DAB（3，3－二氨基联苯胺四盐酸盐）	50mg
0.05mol/L TB（或 0.01mol/LPBS）	100ml
30% H_2O_2	30～40μl

配制方法：先以少量 0.05mol/L TB（或 0.01mol/L PBS）溶解 DAB，充分溶解后加入剩余的 TB（或 PBS），摇匀后（避光）过滤，显色前加入 30% H_2O_2，宁少勿多，便于掌握反应过程。阳性为棕黄色颗粒。

DAB 有致癌作用，操作时应格外小心，避免直接与皮肤接触，用后的器皿应充分冲洗，用后的 DAB 液不应冲入下水道，应集中深埋或经清洁液处理后弃之。

（2）AEC（3 – amino – 9 – ethylcarbozloe）显色液

AEC（3 – 氨基 – 9 – 乙基卡巴唑）	20mg
二甲酰胺（DMF）	2.5ml
0.05mol/L 醋酸缓冲液（pH5.5）	50ml
30% H_2O_2	25μl

配制方法：先将 AEC 溶于 DMF 中，再加入醋酸缓冲液充分混匀。临显色前加入 30% H_2O_2 液。镜下控制显色时间。阳性为深红色颗粒。

（3）4 – 氯 – 1 – 萘酚（4 – Cl – 1 – naphthol）显色液

4 – 氯 – 1 – 萘酚	100mg
无水乙醇	10ml
0.05mol/L TB（pH7.6）	190ml
30% H_2O_2	10μl

配制方法：先将 4 – 氯 – 1 – 萘酚溶于无水乙醇中，然后再加入 TB 190ml，用前加入 30% H_2O_2，显色时间 5～20min。阳性结果为蓝色或深蓝色。

（4）α – 萘酚显色液 1

α – 萘酚 AS – B1 磷酸盐	1mg
坚固红 TR 盐	2mg
底物缓冲液	2ml
二甲基甲酰胺（DMF）	40μl

配制方法：先将 α – 萘酚 AS – B1 磷酸盐溶于 40μl DMF 中，再加入底物缓冲液 2ml，临用前 10min 加坚固红 TR 盐。

底物缓冲液（pH8.2～8.3）

0.2mol/L Tris	50ml
0.lmol/L HCl	40ml
$MgCl_2 \cdot 6H_2O$	20.3mg
左旋咪唑	20.4mg
双蒸水	加至 100ml

结果为玫瑰红色，若在底物显色液中用坚固蓝 BB 盐代替坚固红 TR 盐，终产物为深蓝色。

（5）α – 萘酚显色液 2

α – 萘酚 AS – BI 磷酸盐	5mg
DMF	0.05ml
丙二醇缓冲液（0.05mol/L，pH9.8）	5ml

坚牢蓝 BB	2mg

配制方法：先将 α–萘酚溶于 DMF 中，然后加入丙二醇缓冲液，临用前加入坚牢蓝 BB，溶解过滤后使用。

丙二醇缓冲液（储备液）2mol/L：

2–氨基–2–甲基–1，3–丙二醇	35.64g
6mol/L HCl	32ml
0.005mol/L $MgCl_2$	4ml
左旋咪唑	480mg
双蒸水	加至 200ml

用 HCl 或 NaOH 调 pH 至 9.8。取上述储备液 1ml 用双蒸水稀释至 40ml 备用。阳性结果为蓝色颗粒。

（6）α–萘酚显色液 3

α–萘酚	15mg
DMF	0.5ml
坚固蓝 BB 盐	30mg
0.05mol/L Tris–HCl（pH 9.1）	50ml
左旋咪唑	12mg

配制方法：先将 α–萘酚溶于 DMF 中，加入坚固蓝 BB 盐，再加入 Tris–HCl 缓冲液，最后加入左旋咪唑，完全溶解过滤后立即使用。显色为 37℃，15～30min，用 0.1% 中性红复染 30s～1min 自来水冲洗，丙酮分化 5s，流水冲洗。

阳性结果为蓝色，细胞核为红色或紫色。

（7）银显色液

硝酸银显色液：

1）2% 明胶（或 25% 阿拉伯胶水溶液）	60ml
2）枸橼酸缓冲液（pH3.5）	10ml
3）对苯二酚	1.7g 加双蒸水至 10ml
4）硝酸银	50mg 加双蒸水至 2ml

1）～3）液用前依次混合，最后加入 4）液，注意避光。

乳酸银显色液：

1）20% 阿拉伯胶	60ml
2）枸橼酸缓冲液（pH3.5）	10ml
3）对苯二酚	0.85g/15ml
4）乳酸银	110mg/15ml

以上1）~3）液用前依次混合，最后加入4）液，注意避光。

上述两种显色液的25%阿拉伯胶可用双蒸水代替，但此时反应明显加快，要在镜下密切观察。

醋酸银显色液：

1）硝酸银　　　　　　　　　　　100mg/50ml 双蒸水
2）10％明胶　　　　　　　　　　10ml
3）枸橼酸缓冲液（pH3.5）　　　　1.7g 加双蒸水至 10ml
4）对苯二酚　　　　　　　　　　600mg

配制方法：将对苯二酚溶于3）液，然后将2）、3）液混合过滤，再加入1）液。

三、ELISA 试剂

1. 包被液（pH9.6，0.05mol/L 碳酸盐缓冲液）

Na_2CO_3	2.9g
$NaHCO_3$	2.9g
NaN_3	0.2g 加双蒸水至 1000ml

2. 标本稀释液（PBS Tween 20，此溶液用于稀释血清标本）

NaCl	8g
KH_2PO_4	0.2g
$Na_2HPO_4 \cdot 12H_2O$	2.9g
KCl	0.2g
Tween 20	0.5ml
加双蒸水	至 1000ml

调 pH7.4，置 4℃ 冰箱保存，用前根据需要，按终浓度 10％加入正常人血清或小牛血清。

3. 洗涤液（0.02mol/L Tris－HCl－Tween 20，pH7.4）

Tris	2.42g
lmol/L HCl	13.0ml
Tween 20	0.5ml
加双蒸水	至 1000ml

4. 底物稀释液

19.2g/L 枸橼酸	48.6ml

71.7g/L $Na_2HPO_4 \cdot 12H_2O$)　　　　　51.4ml

5. 邻苯二胺底物溶液

邻苯二胺	40mg
底物稀释液	100ml
30% H_2O_2	0.15ml

邻苯二胺底物溶液临用配制，保存于棕色瓶中。

四、常用染色液

1. 姬姆萨（Giemsa）染液

姬姆萨染料	0.8g
甘油	50ml
甲醇	50ml

将0.8g染料加到5ml甘油中，混匀，置60℃，2h，不时搅拌。取出凉至与室温相同时加入甲醇50ml，用磁力搅拌过夜。用滤纸过滤，滤液即为原液。应用时用PBS（1/15mol/L，pH 6.4~6.8）或蒸馏水稀释10倍。

2. 瑞氏（Wright）染液

瑞氏染料	1.8g
纯甲醇	600ml

将1.8g染料置于研乳钵中，加入少量纯甲醇研磨，将溶解的染液移至洁净的棕色玻璃瓶中。分批加入甲醇研磨，直到染料全部溶解。配制的染液置室温1周后即可使用。新鲜配制的染液偏碱，放置后可显酸性。染液储存越久，染色越好。要密封保存，以免吸收水分影响染色效果。也可加入30ml中性甘油，染色效果更好。

3. 瑞氏-姬姆萨染液

取瑞氏染液5ml，姬姆萨原液lml，加蒸馏水或PBS（pH 6.40~6.98）6ml。如沉淀生成须重新配制。或按以下方法配制：

瑞氏染料	0.3g
姬姆萨染料	0.03g
甲醇	100ml

配制方法同瑞氏染液配制方法。

4. 0.5% 台盼蓝（trypan blue）

台盼蓝	1.0g

双蒸水	100ml

将台盼蓝加入双蒸水中充分溶解（配制方法同瑞氏染液配制方法），过滤去沉淀，置于4℃或室温保存。临用时用18g/L NaCl 盐水 1:1 稀释后即可应用。

5. 沉淀反应染色液

（1）氨基黑染液：	氨基黑 10B	5g
	冰醋酸	100ml
	甲醇或无水乙醇	450ml
	蒸馏水	45oml
（2）考马斯亮蓝染色液：	考马斯亮蓝	2.5g
	冰醋酸	100ml
	甲醇或无水乙醇	450ml
	蒸馏水	450ml
（3）偶氮胭脂红染色液：	偶氮胭脂红 B	1.5g
	甲醇	100ml
	冰醋酸	20ml
	蒸馏水	80ml

上述三种染色液，以氨基黑最为常用。它与蛋白质的结合力最强，短时间染色呈蓝色，长时间则成黑蓝色，适用于兔抗血清形成的沉淀线；而偶氮胭脂红更适用于马血清形成的沉淀线；考马斯亮蓝染色液的特点是色泽鲜艳，敏感性高，较氨基黑敏感约 5 倍。

6. 0.2% 伊红 Y（eosin Y）

伊红 Y	0.4g
双蒸水	100ml

配制方法及使用同 0.5% 台盼蓝染液配制方法。

7. 0.1% 中性红（neutral red）

中性红	1g
双蒸水	100ml

配制方法同 0.5% 台盼蓝染液配制方法。临用前用 Hanks 液稀释 10 倍即可用于染色。

8. 革兰氏染色液

（1）结晶紫染液：将 1 份结晶紫酒精饱和液（14g 结晶紫加 95% 酒精

100ml）与 4 份 1% 草酸铵水溶液混合即成。

（2）鲁戈氏碘液：先将 2g 碘化钾溶于 30ml 蒸馏水中，待完全溶解后再投入碘片 1g 使其溶解，补充蒸馏水至 300ml。

（3）稀释复红染液：1 份碱性复红酒精饱和液（3.2g 碱性复红溶于 95% 酒精 100ml）加 9 份 5% 石炭酸（苯酚）水溶液使之成石炭酸复红染液（抗酸染色液）。取 1 份石炭酸复红液加 9 份蒸馏水即为稀释复红染液。

9. 黑斯（Hiss）荚膜染色液

（1）结晶紫饱和液 5ml 加蒸馏水 95ml，混匀。

（2）20% 硫酸铜水溶液。

10. 魏曦 – 张颖悟二氏改良法鞭毛染色液

A 液：20% 钾明矾水溶液 20ml、5% 石炭酸水溶液 50ml、20% 单宁酸（鞣酸）20ml，混合。

B 液：复红酒精饱和液。

取 A 液 9 份和 B 液 1 份混合后立即过滤。滤液放置 6 小时后使用效果最佳。

11. 革兰氏染色液

（1）石炭酸复红染液。

（2）碱性美兰染液。

甲液：美兰 0.3g，95% 乙醇 30ml；

乙液：氢氧化钾（KOH）0.01g，蒸馏水 100ml；

将甲液和乙液混合备用。

（3）95% 酒精

12. 齐尔 – 尼尔森（Ziehl – Neelsen）抗酸染色液

（1）染色剂：碱性复红乙醇贮存液（碱性复红 8.0g，溶于 95% 乙醇 100ml）10ml，加 5% 苯酚水溶液 90ml，混匀。

（2）脱色剂：5% 盐酸乙醇液（取浓盐酸 5ml，加 95% 乙醇 95ml，混匀）即为贮存母液，使用时 10 倍稀释。

（3）复染剂：亚甲蓝 0.3g，加 95% 乙醇 50ml 溶解后，加蒸馏水至 100ml，混匀。即为贮存母液，使用时 10 倍稀释。

13. 阿伯特（Albert）染液（白喉杆菌异染颗粒染色）

（1）甲液：甲苯胺蓝 0.15g，孔雀绿 0.2g，冰醋酸 1ml，95% 乙醇 2ml，蒸馏水 100ml。先将各染料溶于 95% 乙醇，然后加水并与冰醋酸充分混合，静置

24h，滤纸过滤后备用。

（2）乙液：碘 2g，碘化钾 3g。先将碘化钾用少量蒸馏水溶解，碘溶于碘化钾溶液中，加水至 300ml。

14. 真菌棉蓝染色液

结晶石炭酸 20g，乳酸 20g（16ml），甘油 40g（31ml），蒸馏水 20ml，棉蓝 0.05g，先将前四种成分混合，水浴加温溶解，然后加入棉蓝，冷却后保存备用。

15. 钩端螺旋体镀银染色液（Fonlana 法）

（1）罗吉（Ruge）固定液：冰醋酸 1ml，甲醛溶液 2ml，蒸馏水 100ml，混匀。

（2）单宁酸媒染液：单宁酸 5g，石炭酸 1g，蒸馏水 100ml。

（3）冯泰纳氏银染液：硝酸银 5g，蒸馏水 100ml。

临用前取银染液 20ml，逐滴加入 10% 氨水液，至所产生的棕色沉淀物经摇动溶解为止。如果溶液很澄清，可再加入硝酸银数滴，直至溶液摇匀后显示轻度混浊为止。

五、常用培养基

1. 普通肉汤培养基

（1）称取去脂去腱绞碎的鲜牛肉 500g，浸于 1000ml 蒸馏水中，冰箱过夜。次日煮沸 30 分钟，纱布过滤，蒸馏水补足其水量，即为肉浸液（也可用牛肉膏 3g 加蒸馏水 1000ml 加热溶化配制）。

（2）取肉浸液 1000ml，加入氯化钠 5g，蛋白胨 10g，混合加热溶化。

（3）调整 pH 为 7.6，用滤纸过滤，分装于中试管或三角烧瓶中，塞紧试管塞或瓶塞，121℃，15min 高压蒸汽灭菌。

【用途】

普通肉汤培养基是细菌的基础培养基，也可作为营养培养基的基质，一般营养要求不高的细菌可生长。

2. 普通琼脂培养基

（1）普通肉汤培养基 1000ml，加入琼脂粉 1～1.5g，加热溶化，调整 pH 为 7.6。

（2）可分装到中试管或三角烧瓶中，121℃，15min 高压蒸汽灭菌。

（3）灭菌后可倾注于无菌平皿制成普通平板，若分装在中试管可制成普通斜面培养基。

【用途】

普通琼脂培养基是细菌的基础培养基，一般营养要求不高的细菌可生长。平板可用于细菌的分离培养或增菌培养，斜面主要用于细菌的传代培养。

3. 普通半固体培养基

在普通肉汤培养基中加入 0.2% ~ 0.5% 琼脂粉，加热溶化，调整 pH 为 7.6，分装到小试管，每管 2 ~ 2.5ml，121℃，15min 高压蒸汽灭菌。

【用途】

普通半固体培养基用于保存细菌菌种，并可用于观察细菌的动力。

4. 血平板培养基

将灭菌处理的普通琼脂培养基加热融化，待冷却至 45℃ ~ 50℃ 时，加入 5% ~ 10% 的血液（人或动物脱纤维无菌血液，绵羊血液最常用），混合均匀，立即倾注平皿或分装至中试管制成血平板或血斜面。

【用途】

血平板培养基供营养要求较高的细菌分离培养，亦可用于观察细菌的溶血特征。

5. 巧克力色琼脂平板

将肉汤琼脂加热融化，趁热加入脱纤维血，摇匀，倾注培养皿，待冷即成。

【用途】

巧克力色琼脂平板用于脑膜炎球菌或淋球菌的培养。

6. 蛋白胨水培养基

（1）成分：蛋白胨 10g，氯化钠 5g，蒸馏水 1000ml。

（2）制法：现将蛋白胨、氯化钠用少量蒸馏水加热溶解混合，再加足蒸馏水量。调节 pH 至 7.6，用滤纸过滤。分装于试管，加塞，121℃，15min 高压灭菌后备用。

【用途】

蛋白胨水培养基可作为细菌基础培养基，也可用于吲哚实验。

7. 单糖发酵管

（1）成分：蛋白胨水 100ml，0.02% 酚红 1ml，所需糖（葡萄糖或乳糖等）

0.75～1g。

（2）制法：将上述成分溶化混匀，分装于内含有倒置小玻璃管的小试管中，2ml/管，加塞。115℃，20min 高压灭菌备用。

【用途】

单糖发酵管供单糖发酵试验用。

8. 葡萄糖蛋白胨水

（1）成分：蛋白胨 5g，葡萄糖 5g，磷酸氢二钾（K_2HPO_4）5g，蒸馏水 1000ml。

（2）制法：将上述成分溶解于蒸馏水中，调节 pH 至 7.6，滤纸过滤除渣。分装，3～4ml/管。115℃，20min 高压灭菌备用。

【用途】

葡萄糖蛋白胨水供甲基红试验及 V－P 试验用。

9. 枸橼酸盐斜面培养基

（1）成分：磷酸二氢铵 0.1g，磷酸氢二钾 0.1g，硫酸镁 0.02g，枸橼酸钠 0.23g，氯化钠 0.5g，琼脂 2g，蒸馏水 100ml，0.5% 溴麝香草酚蓝酒精溶液 2ml。

（2）制法：先将上述成分溶解于蒸馏水中，矫正 pH 至 6.8，加入琼脂和指示剂，加热溶化。分装于中试管，3～5ml/管，加塞。115℃，20min 高压灭菌后置成斜面。

【用途】

枸橼酸盐斜面培养基供枸橼酸盐利用试验用。

10. 醋酸铅培养基

（1）成分：2% 肉汤琼脂 200ml，硫代硫酸钠 0.05g，醋酸铅 10g，蒸馏水 100ml。

（2）制法：

1）先将醋酸铅加入到蒸馏水中溶解，高压灭菌（10% 醋酸铅溶液）；

2）加热融化 2% 肉汤琼脂，加入硫代硫酸钠，混合后高压灭菌；

3）培养基冷却至45℃时加入10% 醋酸铅溶液 1ml，摇匀；

4）分装于小试管，2ml/管，加塞。直立待冷后备用。

【用途】

醋酸铅培养基供硫化氢产生试验用。

11. 高盐培养基

（1）成分：氯化钠 7.5g，蛋白胨 1g，牛肉浸膏 1g，蒸馏水 100ml。

（2）制法：

1）将上述成分溶解于蒸馏水中，调节 pH 至 7.6。

2）分装于试管，加塞。121℃高压灭菌 20min，备用。

3）加入 1%～1.5%琼脂可制成高盐斜面或高盐平板。

【用途】

高盐培养基用于致病性金黄色葡萄球菌的分离培养。

12. 中国蓝琼脂的制备

（1）成分：肉膏汤琼脂（pH7.4）100ml，乳糖 1g，1%中国蓝水溶液（灭菌）0.5～1ml，1%玫瑰红酸乙醇溶液 1ml。

（2）制法：

1）将乳糖 1g 置于灭菌的肉膏汤琼脂瓶内，加热溶化并混匀。

2）待冷至 50℃左右，加入中国蓝，玫瑰红酸乙醇溶液混匀，立即倾注平板，凝固后备用。

【用途】

中国蓝琼脂用于分离肠道杆菌。

13. SS 琼脂的制备

（1）成分：牛肉膏 5g、朊胨 5g、乳糖 10g、胆盐 10g、硫代硫酸钠 12g、枸橼酸钠 12g、枸橼酸铁 0.5g、琼脂 25g、煌绿 0.33mg、中性红 22.5mg、水 1000ml。

（2）制法：

1）将牛肉膏、朊胨及琼脂溶于水中，加热溶解，再加入胆盐、乳糖、枸橼酸钠及枸橼酸铁，以微火加热，使其全部溶解。

2）矫正 pH 至 7.2。

3）以纱布或脱脂棉过滤，并补足失去水分。

4）继续煮沸 10 分钟，加入煌绿及中性红。

5）混匀后倾注平皿中，凝固后将平板 37℃温箱干燥半小时后应用。

使用国产 SS 琼脂粉比较方便，效果亦好，可按瓶签使用说明配制使用。一般取 70gSS 琼脂粉，加入 1000ml 水中，混匀后加热溶解，待冷至 50℃～60℃时倾注平板，待凝固

后置 37℃使培养基表面干燥后即可使用。

【用途】

SS 琼脂用于分离沙门菌与痢疾杆菌。

14. 伊红－美蓝琼脂平板（Eosin－methylene blue，EMB 平板）

（1）成分：2% 无菌胨水琼脂（pH7.6）100ml，20% 无菌乳糖溶液 5ml，0.5% 无菌美蓝水溶液 1ml，2% 无菌伊红水溶液 2ml。

（2）制法：将胨水琼脂加热融化，待冷至 60℃ 时，以无菌操作加入上述各成分，混合摇匀倾注平板。待冷凝后即成。

【用途】

培养基中含有乳糖、伊红及美兰指示剂，伊红系酸性染料，当大肠杆菌分解乳糖产酸时，细菌带正电荷，而染上伊红，伊红与美兰结合形成紫黑色化合物，所以菌落呈现紫黑色，且有金属光泽；致病菌不分解乳糖故其菌落不变色，较透明。培养基中加入的染料还可抑制其他革兰氏阳性菌生长。

15. 麦康凯琼脂培养基（MacConkey Agar，MCK）

（1）成分：每升琼脂含酪蛋白蛋白胨 17g，肉蛋白胨 3g，氯化钠 5g，乳糖 10g，胆盐 1.5g，中性红 0.03g，结晶紫 0.001g，琼脂 13.5g，4－甲基伞形酮酰 β－D－葡（萄）糖苷酸 0.1g。

（2）制法：

1）将酪蛋白蛋白胨、肉蛋白胨及琼脂溶于水中，加热溶解，再加入胆盐、乳糖、氯化钠，以微火加热，使其全部溶解。

2）矫正 pH 至 7.2。

3）以纱布或脱脂棉过滤，并补足失去的水分。

4）继续煮沸 10 分钟，加入结晶紫、4－甲基伞形酮酰 β－D－葡（萄）糖苷酸及中性红。

5）混匀后倾注平皿中，凝固后将平板置于 37℃ 温箱干燥半小时后应用。

使用国产 MCK 琼脂粉比较方便，效果亦好，可按瓶签使用说明配制使用。一般取 70g MCK 琼脂粉，加入 1000ml 水中，混匀后加热溶解，待冷至 50℃ ~ 60℃ 时倾注平板，待凝固后置 37℃ 使培养基表面干燥后即可使用。

【用途】

麦康凯琼脂培养基用于鉴别大肠杆菌和沙门菌与痢疾杆菌。

16. 双糖铁培养基的制备

（1）成分：牛肉膏 0.5g，蛋白胨 1g，氯化钠 0.5g，硫代硫酸钠 0.05g，硫酸亚铁 0.5g，葡萄糖 Olga，乳糖 1g，琼脂 1g，酚红 0.025g，蒸馏水 100ml。，025g，蒸馏水 l00ml。

（2）制法：将上述成分（除琼脂及酚红）混合，加热溶化，矫正 pH 至 7.4～7.6。再加入琼脂及酚红，煮沸，分装小试管内，每支约 2ml，经 10 磅 15 分钟后，置成高层斜面，冷凝后即成。

【用途】

克氏双糖铁培养基中含有葡萄糖、乳糖、硫酸亚铁及酚红指示剂等成分。细菌分解葡萄糖产酸时，使培养基的下层由红变黄，斜面培养基中虽然也含有葡萄糖但量小，且分解产生的酸为挥发性酸，所以只发酵葡萄糖的细菌斜面仍为红色；产酸并产气时，培养基中有气泡或裂隙出现。培养基中乳糖含量大，被分解后产酸多，因此不仅培养基下层变黄，而且斜面也由红变黄，基于上述现象，通常将培养基的斜面部分代表乳糖，下层部分代表葡萄糖。培养基中含有硫酸亚铁，如有硫化氢产生，则生成黑色硫化铁，使培养基中出现黑色。

17. 吕氏血清斜面培养基

（1）成分：牛血清 3 份，1% 葡萄糖肉浸液（pH7.4）1 份。

（2）制法：将上述成分混合，分装于 15mm×125mm 的试管，4ml/管。置于血清凝固器内，加热 80℃～90℃约 2 小时，使其完全凝固。待冷后放冰箱。间歇灭菌三次后备用。

【用途】

吕氏血清斜面培养基主要供培养白喉杆菌之用，亦可用来观察色素产生。

18. 庖肉培养基

（1）成分：牛肉渣，牛肉浸液。

（2）制法：

1）肉渣的处理：将做肉浸液的肉渣用自来水冲洗捏搓，除去浮屑和杂质，洗至无混浊现象为止再用蒸馏水冲洗数次。矫正 pH7.8～8.0，置冰箱过夜。取出后再用蒸馏水冲洗数次，沥干后，经 110℃高压蒸汽灭菌 10min，置 70℃～80℃烘干，装瓶备用。

2）将肉渣装于 20mm×80mm 的试管，1g/管，然后加入 pH7.4～7.6 的牛肉浸液 10～15ml。

3）121℃，20 分钟高压蒸汽灭菌后备用。

【用途】

庖肉培养基供厌氧菌培养用。

19. 罗氏 （Lowenstien） 培养基

（1）成分：

1）磷酸二氢钾（无水）0.96g，硫酸镁 0.048g，枸橼酸镁 0.12g，天门冬素 0.72g，中性甘油 2.4ml，蒸馏水 120ml。

2）马铃薯粉 6.0g，新鲜鸡蛋 8~10 个。

3）4.1% 孔雀绿溶液 8ml。

（2）制法：

将成分 1）混合，置水浴中加热溶解。再加入马铃薯粉，继续加热半小时，并搅拌。待冷至 65℃ 时加入全鸡蛋液及孔雀绿，混匀。分装于试管，10ml/管，制成斜面。间歇灭菌三次（每次 80~90℃，2 小时）备用。

【用途】

罗氏培养基供结核杆菌培养用。

20. 柯索夫 （Korthof） 培养基

（1）成分：多聚蛋白胨 0.4g，氯化钠 0.7g，氯化钾 0.02g，碳酸氢钠 0.01g，氯化钙 0.02g，磷酸二氢钾 0.09g，磷酸氢二钠 0.4g，蒸馏水 500ml，无菌兔血清 40ml。

（2）制法：将除兔血清外的其他成分混合，加热溶解，矫正 pH7.2。121℃ 高压蒸汽灭菌 20min。待冷却后无菌操作加入兔血清，制成 8% 血清溶液。分装于无菌试管，56℃ 水浴灭活 1h，备用。

【用途】

柯索夫培养基供钩端螺旋体培养用。

21. 沙保弱 （Sabouraud） 培养基

（1）成分：蛋白胨 10g，麦芽糖 40g，琼脂 20g，蒸馏水 1000ml。

（2）制法：将上述成分混合，加热溶解，分装。经 115℃ 高压蒸汽灭菌 20min 备用。也可用葡萄糖 40g 替代麦芽糖，需要矫正 pH 至 6.0~6.5。

【用途】

供真菌培养用。

22. 蔡氏 （Czapek） 培养基

（1）成分：蔗糖 30g，硝酸钠 3g，磷酸氢二钾 1g，硫酸镁 0.5g，氯化钾 0.5g，硫酸亚铁 0.01g，琼脂 20g，蒸馏水 1000ml。

（2）制法：将上述成分混合，加热溶解，分装于方瓶或试管，115℃高压灭菌 20min，待冷却后备用。

【用途】

供曲霉菌形态鉴定之用。

（刘如意　梅龙）

附录二

实验动物的管理、接种、采血及处死方法

一、实验动物饲育管理

饲养管理技术是实验动物生产的重要环节，实验动物质量的好坏、繁殖能力高低、生产数量及动物健康状况的好坏等都与饲育管理工作的好坏有密切关系。饲育管理包括给食、给水、更换垫料、笼具的清洗、消毒、动物的健康监护等。

1. 饲育器材、垫料的清洁卫生及消毒灭菌

饲育器材包括笼具、笼架、给食器、给水器、隔离器及层流架等器材。这些器材和垫料的清洁卫生及消毒灭菌是饲育管理的重要内容，对于普通动物来说，因为饲养在开放系统，微生物控制不那么严格，但是，对于清洁动物、SPF 动物、悉生动物、无菌动物来说，由于需要严格的微生物控制，清洁卫生及消毒灭菌工作就格外重要了。操作方法如下。

（1）笼具和笼架的消毒灭菌程序　一般是将笼具从饲育室搬到清洗消毒室（事先把动物放入消毒灭菌过的笼具中），清除用过的垫料，彻底洗刷干净后晾干，放入未用过的垫料，高压蒸汽灭菌后备用。如果是感染试验笼具，应先高压蒸汽灭菌，然后清除垫料再进行洗刷。笼架可用消毒液擦拭或喷雾。

（2）给食器和给水器的清洁　从笼具取下，拿到清洗消毒室用洗涤剂刷洗、冲净、晾干。给食器进行高压蒸汽灭菌，给水器采用热力灭菌后备用。目前，先进国家用自动清洗机消毒整套笼具和笼架（消毒时先将动物放入消毒过的笼具内）这样节省了人力和时间。

（3）金属网底的笼具清洁　将笼具搬入清洗消毒室，先在装有药液的池中浸泡，除去尿石，然后用洗涤剂刷净，进行高压蒸汽灭菌备用。

（4）污物处理　污染的垫料、动物的粪便、吃剩的饲料、动物的尸体、组织等装入塑料袋中密封，暂时放入冰柜中冷冻，然后集中送往焚烧炉焚烧。

（5）动物室的清洁卫生　小动物饲育室地面、墙壁要用毒性小的消毒液擦

拭，每周 3 次。灰尘用吸尘器清扫。兔、犬、猴等大动物室要用水冲洗，每日 1 次。

2. 动物的健康监护

饲育管理人员每天与动物密切接触，最容易发现动物健康的异常，在动物的健康监护中起重要作用。对动物的观察是每日最重要的工作之一。发现异常情况要记录并向专门负责动物健康的人员反映情况以便尽快采取防治措施。

（1）精神状态的观察　每天接触动物时，首先要观察动物是否活泼、好动，有无精神萎靡，恐惧不安等异常，食欲是否良好。

（2）皮肤和皮毛的观察　观察皮毛是否浓密、光亮，有无脱毛或皮毛粗乱；皮肤有无伤痕、溃疡、肿胀、皮疹、新生物，肛周围被毛有无粪便污染。

（3）对五官的观察　眼、耳、鼻有无异常分泌物，口部有无张口困难、流涎。

（4）对尾部、四肢及运动的观察　尾部有无肿胀、坏死；四肢有无肿胀、坏死，运动是否灵活，有无回旋运动或头向一侧倾斜运动。

（5）对大、小便的观察　排便、排尿量有无反常现象，粪便中有无脓血、黏液、寄生虫等。

二、实验动物的接种

在动物实验中，为了观察药物对机体功能、代谢及形态引起的变化，常需将药物注入动物体内。给药的方法除药剂的性状、数量而外，还因动物种类、年龄、性别等而各有一些差异。

1. 皮下注射

皮下注射方法：以左手示指和拇指轻轻提起皮肤，右手持连有 5 号半针头的注射器刺入皮下，固定后即可注射。皮下注射选择部位：狗、猫皮下注射部位多选在大腿外侧；豚鼠选在后大腿内侧或小腹部；大鼠、小鼠在侧下腹部；兔在背部或耳根部；蛙可在脊背部淋巴腔注射。

2. 皮内注射

先将注射部位被毛脱去，消毒皮肤。注射器连 4 号半细针头，使皮肤绷紧，将针头刺入皮下，然后再向上挑起并再稍加刺入，随之注入一定量药液。也可用左手拇指和示指将注射部位捏起，示指顶在注射部位皮肤下层，针孔向上来刺入皮内，然后注入一定量溶液。溶液注入皮内时，可见皮肤表面马上会鼓起小泡样皮丘。如果小丘不很快消失，则证明药液注入皮内；如果很快消失，则说明可能注入皮下，应更换部位重新注射。

3. 腹腔注射

较大的动物如狗、猫、兔等，可由助手抓住动物，使其腹部向上。在左下腹部 1/3 处略靠外侧将注射器针头垂直刺入腹腔，然后将针筒回抽，观察是否插入脏器或血管。在确定已插入腹腔时，可固定针头，进行注射。小动物如大、小鼠一般一人即可注射，以左手大拇指与示指捏住鼠两耳及头部皮肤，腹部向下将鼠固定在手掌间，必要时以左手无名指及小指夹住鼠尾；右手持连有 5 号针头的注射器，将针头从下腹部朝头方向刺入腹腔。抽动注射器，如无回血或尿液，表示针头未刺入肝、膀胱等脏器，即可进行注射。为避免刺破动物内脏，针头刺入部位不宜太近上腹部或刺入太深；针头与腹腔的角度不宜太小，否则容易刺入皮下；所用针头不宜太粗，以免注射后药液从针孔流出，也可在注射时先使针头在皮下向前推一小段距离，然后再刺入腹腔。

4. 肌内注射

当动物需注射不溶于水而混悬于油或其他溶剂中的药物时，常采用肌内注射。注射时，将注射部位被毛剪去并消毒，注射器连 6 号半针头，由皮肤表面垂直刺入肌肉，回抽无血则可注射。大动物常用臀部肌内注射。小动物如大、小鼠，肌内注射时，用左手抓住鼠两耳和头部皮肤，右手取连有 5 号针头的注射器，将针头刺入腿外侧肌肉，将药液注入。

5. 静脉注射

（1）尾静脉注射方法　大鼠、小鼠常选用尾静脉注射。注射前，选将动物用鼠筒固定或扣于烧杯中，露出尾巴。将鼠尾浸于温水中 1～2min，使静脉充血并可使表皮角质软化。这时可见到尾部三根暗红色的尾静脉，注射时，多选用左右两侧的两根静脉，背侧的一根不易固定，很少采用。以左手拇指和示指捏住鼠尾两侧，用中指从下面托起尾巴，以无名指和小指夹住尾末梢，右手持连有 4 号针头的注射器，使针头与静脉平行，从尾巴下四分之一（距尾尖 2～3cm）处进针（此处皮薄易进针）先缓慢注入少量药液，如无阻力，说明针头进入静脉，可继续注入，注完后尾部向注射侧弯曲止血。如果需要多次注射，应尽可能从末端开始注射。通过尾静脉，大鼠一次可注射 1～2ml 药液；小鼠可注射 0.2～0.5ml 药液。

（2）耳静脉注射方法　耳静脉注射是家兔常用的静脉注射方法，兔耳部血管分布于清晰，分布于中央的是动脉，外缘为静脉，内缘静脉不易固定，外缘静脉表浅易固定，常用。将兔放入筒内固定好，除去注射部位被毛，用手指弹动或轻轻揉擦兔耳使静脉充血。用左手拇指和示指压住耳根端，待静脉显著充盈后，右手持连有 6 号针头的注射器尽量从静脉远端刺入部位，将针头与兔耳固定，然后向外略抽一下注射器针栓，如有回血，即可进行药物注射。注射完拔出针头，用干棉球压住刺孔以免出血。豚鼠的耳静脉注射方法和兔基本相同，只是豚鼠耳静脉很细小，注射应用小号针头。

三、胃内给药方法

1. 小鼠、大鼠、豚鼠的胃内给药方法

首先制备灌胃针。选择输血针头或腰穿针头，磨齐尖端斜面，再用焊锡在尖头周围焊圆头焊时注意不能阻塞针孔。也可用硬质细玻璃烧制成圆头作为导管。灌胃时，将针头接在注射器上，吸入液体，采取手法固定，右手持注射器，将灌胃针插入动物口中，沿咽后壁徐徐插入食管。动物应固定垂直体位，插入时应无阻力，如有阻力或动物挣扎则应退针或将针拔出，以免损伤或穿破食管以及误入气管。

2. 狗、兔、猫、猴等的胃内给药

将动物固定，用特制的扩口器放入动物口中上下门齿之间，扩口器的宽度可视动物口腔大小而定。灌胃时，将扩口器放于动物上下门齿之后。用绳将之固定于嘴部，将带有弹性的导管，经扩口器上的小孔插入，沿咽后壁而进入食管，此时应检查导管是否正确插入食管。将导管外口置于一盛水的烧杯中，如不产生气泡，则证明插入食管中，可灌入药液。也可将插管外口对着动物绒毛，观察是否吹动，绒毛没有动则证明插入食管。

3. 鸡、鸽灌胃方法

将动物固定（可用毛巾裹住）左手将动物头向后拉，使其颈部倾斜，用左手拇指和示指将动物嘴扒开，其他三手指固定好头部，右手接连有鼠灌胃针头的注射器，将灌胃针头由动物舌后壁进入食管，不要像给其他动物灌胃时插得那么深，如动物不挣扎，插入针头很顺利，即可缓慢灌入药液。

4. 灌胃注意事项

在给大、小鼠灌胃时，注意固定好头部，并使头颈部保持正常位置。进针要沿着右口角顺着食管方向插入胃中，绝不可进针不顺就硬向里插，否则药物会注入肺内，造成死亡。有些动物，特别是幼小动物，对灌胃的耐受能力很低，灌胃时能引起反射性呼吸停止。此时可做人工呼吸，一般可使之很快恢复。

四、实验动物的采血

1. 大鼠与小鼠的采血方法

（1）鼠尾采血 当所需血量很少时采用本法。固定动物并露出鼠尾，将尾部浸入45℃～50℃温水中数分钟，使尾静脉充血，擦干，再用酒精棉球消毒。剪掉尾尖（约0.2～0.3cm），拭去第一滴血。然后用血色素吸管定量吸取尾血。采血完毕用干棉球压迫止血。亦可不剪尾，用7～8号注射针头连上注射器直接刺破尾静脉采血。

（2）眼眶静脉丛采血 当需用中等量的血液，而又避免动物死亡时采用本法。左手拇指及示指紧紧握住大鼠或小鼠颈部，压迫颈部两侧使眶后静脉丛充血，但用力要恰当，防止动物窒息死亡。右手持玻璃毛细管从右眼或左眼内眦部以45°角刺入，刺入深度：小鼠约2～3mm，大鼠4～5mm。若遇阻力稍后退调整角度后再刺入，如穿刺适当，血液能自然流入毛细管内。得到所需的血量后，即除去加于颈部的压力，拔出玻璃毛细管，用干棉球压迫止血。

（3）断头采血 当需用较大量的血液，而又不需继续保存动物生命时采用本法。左手握住动物，右手持剪刀，快速剪掉头颈部，倒立动物让血液滴入容器。需注意防止断毛落入容器中。

2. 家兔的采血方法

（1）耳缘静脉采血 本法为最常用的取血方法之一，可多次反复取血。将家兔固定于兔箱中，拔掉拟采血耳缘部细毛，用手指轻轻弹耳或电灯照射兔耳，使耳部血管扩张，然后消毒，直接用注射器进针耳缘静脉抽取血液，也可左手压迫耳根，用针头刺破静脉或以刀片在血管上切一小口，让血液自然流出。采血完毕用干棉球压迫止血。

（2）心脏穿刺采血 将家兔仰卧位固定在兔台上或由助手捏持，在左胸第2～4肋部剪毛，常规消毒。于第3～4肋胸骨左缘心跳最明显处穿刺，针头刺入心脏后即见血液涌入注射器。采血完毕迅速将针头拔出，这样心肌上的穿刺孔较易闭合，针眼处用酒精棉球压迫止血。体重2kg的家兔每隔2～3周可重复采血10～20ml。

（3）股动脉采血 将家兔仰卧固定在兔台上，左手拉直动物后肢，右手持注射器，以血管搏动为指标，将针头刺入股动脉。若已刺入动脉，即有鲜红色血液流入注射器。抽血完毕迅速拔出针头，用干棉球压迫止血。

3. 犬的采血方法

（1）从后肢外侧小隐静脉和前肢皮下头静脉采血　本法最常用，且方便。后肢外侧小隐静脉位于后肢胫部下 1/3 的外侧浅表的皮下，由前侧走向后上侧，前肢皮下头静脉位于前肢脚爪上方背侧的正前方。抽血前，将犬固定在犬固定台上或使犬侧卧，由助手固定好。剪去抽血部位的毛，常规消毒。一人用力压迫静脉近心端或用止血带绑紧，使静脉充盈，另一人持注射器进行静脉穿刺。取得所需血量后拔出针头，以干棉球压迫止血。

（2）耳缘静脉采血　当需少量血液或做血常规检查时，可用此法。剪毛后先用手指轻轻弹犬耳或电灯照射犬耳，使耳部血管扩张，然后消毒，直接用注射器进针耳缘静脉抽取血液，也可左手压迫耳根，用针头刺破静脉或以刀片在血管上切一小口，让血液自然流出。采血完毕用于棉球压迫止血。

五、实验动物的处死方法

1. 大鼠和小鼠的处死方法

（1）脊椎脱臼法　右手抓住鼠尾用力向后拉，同时左手拇指与示指用力向下按住鼠头。将脊髓与脑髓拉断，鼠便立刻死亡，这是最常用的小鼠的处死方法。

（2）断头法　用剪刀在鼠颈部将鼠头剪掉，迅速将鼠身倒置放血，由于剪断脑脊髓和大量失血，鼠会很快死亡。但易引起肺淤血，因此，重点观察肺部病变的实验，不宜采用此法。

（3）击打法　右手抓住鼠尾，提起，用力摔击其头部，鼠痉挛后立即死亡。或用小木锤用力击打鼠头部也可致死。

（4）急性失血法　可采用鼠眼眶动脉和静脉急性大量失血方法使鼠立即死亡。左手拇指和示指尽量将鼠头部皮肤捏紧，使鼠眼球突出。右手持弯头小镊，在鼠右侧眼球根部将眼球摘去，并将鼠倒置，头向下，此时血液很快从眼眶内流出。

（5）化学致死法　常用三种方法：①吸入 CO，大、小鼠在 CO 浓度为 0.2% ~ 0.5% 环境中即可致死；②皮下注射士的宁，小鼠 0.76 ~ 2.0mg/kg，大鼠 3.0 ~ 3.5mg/kg；③吸入乙醚、氯仿，均可致死。

2. 家兔和犬的处死方法

（1）空气栓塞法　向动物静脉内注入一定量的空气，使动物发生空气栓塞，形成严重的血液循环障碍而死亡。一般家兔注入 20 ~ 40ml 空气，犬注入 80 ~ 150ml 空气即可致死。本法优点是处死方法简单、迅速，缺点是由于动物死于急性循环中断，各脏器淤血十分明显。

（2）急性失血法　先使动物麻醉，暴露股三角区或腹腔，再切断股动脉或腹主动脉，立即喷出血液。用一块湿纱布不断擦去切口周围处的血液和血凝块，同时不断地用自来水冲洗流血，使切口处保持通畅，动物在 3～5min 内即可死亡。采用本法动物十分安静，对脏器无损害，但器官贫血比较明显，是目前活杀采集病理标本较好的方法。

另外，对家兔也可用木锤用力锤击其后脑部，损坏延脑，造成死亡。也可注入一定量的化学药物，如氰化钾溶液、甲醛溶液、士的宁等造成死亡。

【注意事项】

（1）实验动物一次采血量过多或采血过于频繁，都可影响动物健康，造成贫血甚至死亡。

（2）采血方法的选择，主要取决于实验的目的和所需血量的多少，所需血量较少时可刺破组织取毛细血管的血，当需血量较多时可做静脉采血，若需反复多次静脉采血时，应自远心端开始。

（3）若需抗凝全血，在注射器或试管内需预先加入抗凝剂，常用的抗凝剂有：

草酸钾　常用于供检验用血液样品的抗凝。在试管内加饱和草酸钾溶液 2 滴，均匀浸湿管壁后，放入烘箱（80℃）烤干，包好备用。每管能使 3～5ml 血液不凝固，供钾、钙含量测定的血样不能用草酸钾抗凝。

肝素　取 1% 肝素溶液 0.1ml 于试管内，均匀浸湿试管内壁，放入烘箱（80～100℃）中烤干。每管能使 5～10ml 血液不凝固。市售的肝素注射液每毫升含肝素 12500U，相当于肝素钠 125mg。

柠檬酸钠　3.8% 的柠檬酸钠溶液 1 份可使 9 份血液不凝固，用于红细胞沉降速率测定。因其抗凝作用较弱而碱性较强，不适用于供化验用的血液样品。

（刘如意）

附录三

寄生虫学总结表与复习题

表1 医学蠕虫小结表（1）

虫种	中间宿主或媒介	感染期	感染途径	主要寄生部位	致病情况
蛔虫	无	感染性含蚴卵	经口	小肠	夺取营养；消化道症状，阻塞肠道及胆管；毒素刺激
鞭虫	无	含蚴卵	经口	盲肠	一般无症状
蛲虫	无	含蚴卵	经口	盲肠	肛门瘙痒
钩虫	无	感染性蚴	经皮肤	小肠（上部）	皮炎；肺部症状；贫血；消化道症状；异嗜症
丝虫	蚊	感染性蚴	经皮肤	淋巴系统	淋巴管炎，淋巴结炎；丝虫热；乳糜尿，橡皮肿
旋毛虫	猪、鼠、猫、人	囊包蚴	经口	小肠、肌肉	肠炎；肌炎 基本病变：嗜酸性脓肿，肉芽肿，纤维化
日本血吸虫	钉螺	尾蚴	经皮肤	门脉系统	病变部位：肝肠为主 临床：血吸虫病（急性、慢性、晚期）
肝吸虫	沼螺、涵螺、豆螺；淡水鱼虾	囊蚴	经口	肝胆管	胆道、胆囊炎症
姜片虫	扁卷螺；菱、荸荠、茭白（媒介）	囊蚴	经口	小肠（上部）	夺取营养、消化道症状

虫种	中间宿主或媒介	感染期	感染途径	主要寄生部位	致病情况
肺吸虫	川卷螺；溪蟹、蝲蛄	囊蚴	经口	肺（脑）等	破坏肺、脑组织，形成囊肿、脓肿；头痛、癫痫、胸痛、咯血、皮下结节等
猪带绦虫	猪（人）	虫卵、猪囊尾蚴	经口	成虫：小肠囊尾蚴：皮下、脑、肌肉、眼等	夺取营养，消化道症状；猪囊尾蚴病
牛带绦虫	牛	牛囊尾蚴	经口	小肠	夺取营养，消化道症状
细粒棘球绦虫	人、羊、牛等	卵	经口	肝、肺等	包虫病；压迫或损害肝、肺等脏器；有时可引起过敏性休克
微小膜壳绦虫	可以有中间宿主如甲虫、蚤、螨等	卵	经口	小肠	消化道症状，神经症状

表 2 医学蠕虫小结表（2）

虫种	检查方法	流行情况	保虫宿主	预 防	治疗药物
蛔虫	粪检虫卵	儿童较成人多，农村较城市多	无	个人卫生；粪便管理	甲苯咪唑、丙硫咪唑
鞭虫	粪检虫卵	普遍	无	个人卫生；粪便管理	甲苯咪唑、丙硫咪唑
蛲虫	玻璃胶纸查虫卵	儿童多见	无	个人卫生；环境卫生	甲苯咪唑、丙硫咪唑
钩虫	粪检虫卵、钩蚴培养法	农村多见	无	个人防护；粪便管理；改良种植和施肥方法	甲苯咪唑、丙硫咪唑
丝虫	晚上取血检查微丝蚴	黄河以南十五省、市、自治区	无	防蚊灭蚊	甲苯咪唑、苏拉明、海群生
旋毛虫	活体检查囊包	西藏、云南等地	猪、鼠、猫、犬等	加强肉类检查；改善养猪方法；消灭老鼠	噻苯咪唑、甲苯咪唑、氟苯咪唑
日本血吸虫	粪检虫卵或毛蚴；活体检查虫卵	长江以南十三个省、市、自治区	牛、犬等家畜、野生动物	粪便管理、消灭钉螺；安全用水和个人防护；处理保虫宿主	吡喹酮
肝吸虫	粪便十二指肠液查虫卵	广东、台湾等省	猫、犬、食鱼动物	不食生鱼虾；改进养鱼方法；消灭病猫、犬	吡喹酮、硫双二氯酚
姜片虫	粪检虫卵	浙江、广东、江西、江苏等省	猪	预防感染；粪便管理、治疗病猪	吡喹酮、硫双二氯酚

虫种	检查方法	流行情况	保虫宿主	预　防	治疗药物
肺吸虫	检查痰或粪便中的虫卵	黑龙江、吉林、辽宁、浙江、四川及台湾等省	猫、犬、虎、豹等	不生食溪蟹、蝲蛄；消毒痰液；捕杀病猫、病犬等	吡喹酮、硫双二氯酚
猪带绦虫	查粪中孕节或虫卵（囊尾蚴病诊断难）	各地均有，北方及西南较多	无	肉类检查；不吃生猪肉；粪便管理	甲苯咪唑、吡喹酮、槟榔与南瓜子
牛带绦虫	查节片，玻璃胶纸查虫卵	内蒙、西藏、贵州	无	肉类检查；不吃生牛肉；粪便管理	同上
细粒棘球绦虫	血清试验，X线检查等	西北、内蒙等畜牧区		个人卫生；处理病犬及犬粪；处理病牛、羊脏器	手术摘除
微小膜壳绦虫	查粪便中虫卵	普遍	鼠	个人卫生；环境卫生；除"四害"、灭鼠	同猪带绦虫，需反复治疗

表3　常见人体寄生虫卵形态鉴别特征

虫卵	平均大小（μm）	形状	颜色	卵壳	内含物
蛔虫卵（受精）	60×45	椭圆形	棕黄色	厚，壳外有一层波浪状的蛋白质膜，此膜有时可脱落壳呈无色	一个大而圆的卵细胞
蛔虫卵（未受精）	90×42	长椭圆形或不规则	棕黄色	壳和蛋白质膜都较受精卵薄	大小不等的屈光颗粒
鞭虫卵	50×25	纺锤形	黄褐色	较厚，两端各有一个透明塞状突起	一个椭圆形的卵细胞
蛲虫卵	55×25	柿核形	无色	较厚	多数已含幼虫
钩虫卵	60×40	椭圆形	无色	薄	四个细胞或多个细胞或幼虫
日本血吸虫卵	95×60	椭圆形	淡黄色	薄，一侧有一小棘	毛蚴
华枝睾吸虫卵	29×17	电灯泡形	黄褐色	厚，顶端有小盖，有肩峰，底端有一小突起	毛蚴
肺吸虫卵	90×55	卵圆形	金黄色	厚薄不均，有明显的盖	一个卵细胞和十多个卵黄细胞
姜片虫卵	135×83	椭圆形	淡黄色	薄，有一个不明显的小盖	一个卵细胞和20~40个卵黄细胞
带绦虫卵	37	圆或类圆形	棕黄色	壳薄，一般已脱落，所看到的为有放射状条纹的胚膜	六钩蚴
微小膜壳绦虫卵	54×42	类圆形	无色	薄，壳与胚膜间有4~8条丝状物自胚膜的两极伸出	六钩蚴
缩小膜壳绦虫卵	79×70	类圆形	淡棕黄色	略厚，壳与胚膜间无丝状物	六钩蚴

表 4 医学原虫小结表

虫种	昆虫宿主	感染期	感染途径	主要寄生部位	致病情况	检查方法	流行情况	保虫宿主	防治原则	
									预防	治疗药物
疟原虫	按蚊	子孢子	经皮肤	红细胞、肝细胞	疟疾发作，贫血、脾肿大	血液检查疟原虫	南方较多，北方较少	无	防蚊灭蚊，保护健康人	青蒿素、氯喹、奎宁、伯喹、乙胺嘧啶及磺胺类
黑热病原虫	白蛉	前鞭毛体	经皮肤	单核吞噬细胞系统	发热，肝脾肿大，血、中三系细胞减少，抵抗力减退	穿刺骨髓及淋巴结、皮肤组织检查利杜体	长江以北16个省、市、自治区	犬	防蛉灭蛉，消灭治疗病犬	葡萄糖酸锑钠、二脒替、戊烷脒
阴道毛滴虫	无	滋养体	接触	女性阴道、尿道及男性泌尿系统	滴虫性阴道炎及尿道炎	阴道或前列腺分泌物及尿液沉淀物检查滋养体	世界性，女性感染率高	无	个人卫生，公共卫生	口服药:灭滴灵；局部用药:蛇床子药膏（液）:洁尔阴洗液、高锰酸钾、乳酸液
兰氏贾第鞭毛虫	无	成熟包囊	经口	小肠黏膜胆管系统	腹痛、腹泻、胆囊炎	查粪便及十二指肠液中的包囊、滋养体	全球性，是我国常见的寄生虫之一	无	个人卫生，公共卫生	灭滴灵、替硝唑及巴龙霉素、氯喹
溶组织内阿米巴	无	成熟包囊	经口	结肠	阿米巴痢疾、肝脓肿等	粪便检查包囊及滋养体	一般散发，农村多见	无	粪便管理、个人及饮食卫生，消灭苍蝇	灭滴灵、喹碘方、巴龙霉素、氯喹
弓形虫		囊合子、滋养体、包囊及假包囊	经口、经鼻、眼或破损的皮肤；经黏膜；胎盘	人、细胞内寄生，人为中间宿主，猫为终宿主	先天性弓形虫病引起胎儿畸形，急性组织炎症	免疫诊断、病原学诊断	世界性	猪、羊、鸡等	管理家畜，防止水源和食物被污染，不吃生肉、生蛋、生乳品等	急性感染时用磺胺类药物和乙胺嘧啶有一定疗效

表 5　医学昆虫小结表（生态）

虫种	形态特点	生活史	孳生地	栖息地	食性	重要种类
按蚊	体灰色，翅有白斑，体与停落面成一角度	全变态	清水	室内阴暗处	雌蚊吸血	中华按蚊、微小按蚊
库蚊	淡褐色，翅透明，体与停落面平行	全变态	污水等		雌蚊吸血	淡色库蚊、致倦库蚊等
伊蚊	体黑色间有白斑，体与停落面平行	全变态	小型积水	室内阴暗处	雌蚊吸血	白纹伊蚊
白蛉	体较小，灰黄色被毛，翅纺锤形与体成45度角	全变态	泥土中	室内外阳光处	雌蛉吸血	中华白蛉
蝇	体暗灰色或具金属光泽，触角三节，有触角芒	全变态	臭烂的有机物中	室内外阳光处	杂食性	金蝇、舍蝇、麻蝇、绿蝇
蚤	体左右偏平，触角于触角沟内，足粗壮且长	全变态	泥土中	动物体、巢穴、室内	雌、雄均吸血	印鼠客蚤
虱	体背腹扁平，足末端形成抓握状	不全变态	人的毛发与内衣上		雌、雄均吸血	人体虱、人头虱
臭虫	体背腹扁平，口器分节，折向腹面	不全变态	室内各种缝隙中		雌、雄均吸血	热带臭虫、温带臭虫
硬蜱	假头位于体前端，有盾片	不全变态	野外（森林、草原）		雌雄成虫、若虫均吸血	全沟硬蜱
软蜱	假头位腹面，无盾片，幼虫甚小，体表有羽状毛，体背面有盾片	不全变态	洞穴及室内墙缝		雌雄成虫、若虫均吸血	乳突钝缘蜱
恙螨	幼虫甚小，体表有羽状毛，体背面有盾片	不全变态	幼虫寄生于鼠		幼虫吸吮宿主体液	地里恙螨
疥螨	体小、足末端有吸垫或长鬃	不全变态	寄生于表皮角质层		啮食角质层组织	人疥螨
革螨	气门沟长、胸叉，雌螨腹面多块骨板	不全变态	巢穴、室内外、鼠体等		专性吸血、兼性吸血	柏氏禽刺血、格氏血厉螨

表6　医学昆虫小结表（传病与致病）

媒介种类	对人类的危害	传播方式和途径	病原体	防　制
蚊	疟疾 流行性流行性乙型脑炎、登革热	唾液注入 唾液注入	疟原虫 病毒	灭幼虫：消灭孳生地；药物防治；生物防治
	丝虫病	感染性蚴从皮肤	丝虫	灭成虫：物理方法；药物防治，用有机磷、有机氯等
白蛉	黑热病	口腔堵塞，吸血时反流感染	杜氏利什曼原虫	药物灭蛉；消除孳生地
蝇	痢疾、伤寒等	机械性传播、污染食物	病毒、细菌原虫和蠕虫蝇幼虫	消除蝇的孳生地；灭蝇蛆；灭蛹；灭蝇
	致：蝇蛆病	幼虫寄生		
蚤	鼠疫、地方性斑疹伤寒	反流及排粪污染皮肤	细菌、立克次氏体	灭鼠、灭蚤
虱	流行性斑疹伤寒、回归热等	排粪或压碎污染皮肤 压碎污染皮肤	普氏立克次体螺旋体	个人卫生、灭虱（热力、药物）
硬蜱	森林脑炎、蜱媒出血热等 蜱瘫痪	唾液注入，经卵经变态传递	病毒 毒素	个人防护、动物药浴、草原轮放
软蜱	蜱性回归热等	唾液注入，基节液污染皮肤，经卵、经变态传递	螺旋体	个人防护、药物处理及环境卫生
革螨	流行性出血热、森林脑炎	经卵传递，叮刺皮肤而感染	病毒	灭鼠、环境卫生、药物灭螨个人及集体防护
疥螨	疥疮	寄生	人疥螨	治疗患者，加强个人卫生

（张旭　司开卫）

寄生虫学复习题

（1）解释名词：寄生虫、宿主、中间宿主、终宿主、保虫宿主、转续宿主、寄生关系（生活）、生活史、带虫免疫、伴随免疫、动物源疾病、传染源、传播途径、带虫者、蠕虫、生物源性蠕虫、土源性蠕虫、世代交替、自体重复感染、幼虫移引症、逆行感染。

（2）试述寄生虫及人体寄生虫的概念。什么是人体寄生虫学？

（3）寄生虫的生活史有哪几个基本阶段？

（4）寄生生活对寄生虫形态及生理有哪些影响？

（5）人体寄生虫分几大类？这些寄生虫属于哪些门、纲？

（6）寄生虫对宿主的致病作用有哪几方面？

（7）人体感染寄生虫后是否都出现临床症状？为什么？

（8）为什么一些寄生虫病的流行具有地方性和季节性？而另一些则分布非常广泛？

（9）寄生虫病流行的环节及影响因素是什么？带虫者在流行病学上的特殊意义如何？

（10）寄生虫感染人的方式有哪些？

（11）输血能感染哪些寄生虫病？

（12）哪些寄生虫排离人体时即具有感染性？

（13）能引起脑部损害的寄生虫有哪些？

（14）能引起皮肤损害的寄生虫有哪些？

（15）吃半生不熟的肉可以感染哪些寄生虫？

（16）哪些寄生虫的卵可以感染人？哪些寄生虫的幼虫可感染人？

（17）哪些寄生虫是经口感染？哪些是经皮肤感染的？

（18）能用实验室培养（包括孵化）法诊断的寄生虫病有哪些？

（19）活组织检查及血液检查可用于哪些寄生虫病的诊断？

（20）能引起肝脏损害的寄生虫有哪些？

（21）能引起贫血的寄生虫有哪些？

（司开卫　张旭）

参考文献

［1］贾文祥 . 医学微生物学（八年制教材）［M］. 2 版 . 北京：人民卫生出版社，2010.

［2］汪世平，叶嗣颖 . Textbook of Medical Microbiology and Parasitology［M］. 北京：科学出版社，2006.

［3］Patrick R. Murray, Ken S. Rosenthal and Michael A. Pfaller. Medical Microbiology［M］. 6th edition. Philadelphia：MOSBY/Elsevier Press, 2008.

［4］何维 . 医学免疫学［M］. 2 版 . 北京：人民卫生出版社，2010.

［5］金伯泉 . 医学免疫学［M］. 5 版 . 北京：人民卫生出版社，2010.

［6］Thomas J. Kindt, W. H. Kuby. Immunology［M］. 6th edition. New York：Freeman and Company, 2006.

［7］沈关心 . 现代免疫学实验技术［M］. 2 版 . 武汉：湖北科学技术出版社，2001.

［8］张晓莉 . 医学免疫学实验教程［M］. 北京：北京大学出版社，2010.

［9］詹希美 . 人体寄生虫学（八年制教材）［M］. 2 版 . 北京：人民卫生出版社，2010.